蒲公英中医药与亚健康文化传播工程科普系列丛书

中华中医药学会亚健康专业委员会 审定

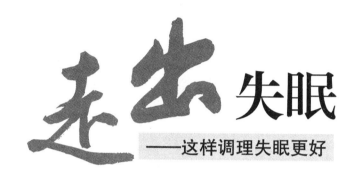

走出失眠
——这样调理失眠更好

主编／贾跃进 代启燕

U0346074

中国中医药出版社
·北 京·

图书在版编目（CIP）数据

走出失眠：这样调理失眠更好 / 贾跃进，代启燕主编 .— 北京：中国中医药出版社，2016.4（2016.11重印）

ISBN 978-7-5132-3192-3

Ⅰ．①走…　Ⅱ．①贾…　②代…　Ⅲ．①失眠—防治

Ⅳ．① R749.7

中国版本图书馆 CIP 数据核字（2016）第 029064 号

中国中医药出版社出版
北京市朝阳区北三环东路 28 号易亨大厦 16 层
邮政编码　100013
传真　010 64405750
三河市西华印务有限公司印刷
各地新华书店经销

*

开本 880×1230　1/32　印张 7.5　字数 160 千字
2016 年 4 月第 1 版　2016 年 11 月第 2 次印刷
书号　ISBN 978-7-5132-3192-3

*

定价　29.00 元
网址　www.cptcm.com

如有印装质量问题请与本社出版部调换
版权专有　侵权必究
社长热线　010 64405720
购书热线　010 64065415　010 64065413
微信服务号　zgzyycbs
书店网址　csln.net/qksd/
官方微博　http：//e.weibo.com/cptcm
淘宝天猫网址　http：//zgzyycbs.tmall.com

王序

　　中医药是我国独具特色的健康服务资源,《国务院办公厅关于印发中医药健康服务发展规划（2015～2020年）》的通知中指出"充分发挥中医药特色优势，加快发展中医药健康服务，是全面发展中医药事业的必然要求，是促进健康服务业发展的重要任务，对于深化医药卫生体制改革，提升全民健康素质，转变经济发展方式有重要意义"。为了更好地贯彻落实国务院指示精神，山西中和亚健康服务中心组织省内各个专业的名家撰写了《走出失眠》《如何摆脱便秘困扰》等9本书，组成了蒲公英中医药与亚健康文化传播工程科普系列丛书。这套丛书，从情志管理、饮食调护、运动养生、起居调理，到经络循行、穴位认定、手法按摩，逐一详细介绍，可以有效地促进中医药养生文化保健知识的普及，是一件利国利民的好事。中医药学中关于治未病的理论，全面涵盖了亚健康领域，而九种体质学说的传播，更为健康事业的蓬勃发展提供了理论与技术支撑，可以看出，该丛书的字里行间都渗透着九种体质学说的影响。

随着健康服务业的迅速发展，普及与提高相结合是一个战略考虑。以山西为例，全省中医医疗机构不足 300 家，而各种养生保健、亚健康调理机构近 3 万家。其中，中医药的内容应用最多、最广，但由于从业者以初、高中毕业生为主，故全行业远未达到规范运营的程度，更遑论创新提高了。

面对全国 100 多万家亚健康调理和中医药养生保健机构对知识的渴望与实际操作的需求，编写出版这套丛书，正应其需。

中医药健康服务是一个崭新的领域，为此我们要建立中医药健康服务的新模式，构建中医药保健服务的新业态，彰显中医药健康服务的新贡献，开辟中医药健康服务的新天地，多谋民生之利，多解民生之忧。有感丛书主编与作者的努力，故为序。

国医大师

丙申年春节

吕序

　　道之本者，自然也。"上古之人，其知道者，法于阴阳，和于术数，食饮有节，起居有常，不妄作劳，故能形与神俱，而尽终其天年，度百岁乃去"，而"今时之人不然也，以酒为浆，以妄为常，醉以入房，以欲竭其精，以耗散其真，不知持满，不时御神，务快其心，逆于生乐，起居无节，故半百而衰也"。《黄帝内经》所言，恰如当今社会之象。现代人工作繁忙，生活节奏快，精神紧张，加之各种不恰当的生活方式，如抽烟喝酒、饮食无度、晚睡晚起等，均是有悖于"道"之行为，其直接后果便是亚健康状态的出现。亚健康是一种介于健康与疾病之间的中间状态，虽然不属于确切的某种疾病，但机体却出现精神活力和适应能力的下降，严重影响生活质量。据权威机构的调查，我国亚健康人群发生率在 45％～70％ 之间。面对如此庞大的亚健康人群，如何将讲述疾病的著作过渡到阐述亚健康状态的科普读物，成为造福于民的亟须解决的问题。

　　尽管近年来"治未病"的宣传深入人心，各种养生讲座在电视节目中广受热捧。但目前养生专业人才匮乏，仅靠养生讲座中片段性的讲解难以满足这一群体的"求知若渴"。因此，编写一套可供社会大众阅读的亚健康调理的科普丛书成为当务之急。

这套科普丛书语言通俗易懂，无论对于养生机构的从业人员还是社会大众，都能做到一看就懂，一学就会，最终目的是想做到一用就灵。丛书内容科学正确，经得起推敲，体例通俗易懂，配有插图，实用易学。真正是为老百姓编写的养生宝典。

这套丛书是中华中医药学会亚健康专业委员会推荐的系列科普读物，在编委会主任委员孙涛先生主持下，由文渊先生、贾跃进主任医师任总主编，山西中医学院及附属医院的专家教授任各书主编，该丛书从最常见的亚健康问题着手，详细介绍了切实有效的中医调理方法，深入浅出，通俗易懂。既告诉大家怎样生活才能顺应"道"之要求，从而保持健康，又告诉每位处于亚健康状态的人如何正常的生活起居、合理饮食、调节心情、呼吸导引及提供食疗、茶疗、针灸按摩等简单易行的方法来恢复健康。因此，完全有理由相信本套丛书一定会造福于芸芸大众。

有幸在此书付梓之前，先睹全文。品读之际，欣然提笔而为之序。

国医大师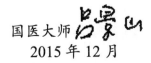
2015 年 12 月

前　言

中医药有着悠久的历史、传统的理论和丰富的实践经验，为中华民族的繁荣昌盛做出了重大的贡献，至今已成为我国医药卫生事业的重要特征和显著优势。中医药工作者屠呦呦教授获得诺贝尔奖充分证明了这一点。

党中央历来重视人民群众的健康，重视中医药事业的发展。在去年召开的十八大五中全会上已经把健康中国提升到一个战略高度，并且国务院已通过《中华人民共和国中医药法》（草案），并将提请十二届全国人大常委会第十八次会议审议，为中医药的发展提供了进一步保障。

中医药学采用与其他医学不同的思维方式，具有丰富的原创思维，构成我国独特的医学体系。预防保健是中医药学的重要组成部分，是以"治未病"为核心理念指导下的养生理论和技术方法，长期以来在保障中华民族繁衍生息方面发挥着重要的作用，成为中华民族独特的健康文化。特别是随着健康观念变化、医学模式转变和医学目的的调整，中医"治未病"理念和预防保健实践受到前所未有的关注。

当前，伴随人类环境因素、行为和生活方式的改变，越来越多的人处于"亚健康"状态。"亚健康"的概念也逐渐深入人心，被社会大众所接受。人们的健康观也从以往的"已病图治"转变为"养生保健，未病先防"，对中医药科普知识的需求也日益增长。

为了适应全社会的需求，在中华中医药学会亚健康分会孙涛主任委员的指导下，由山西中医学院及附属医院专家教授为各丛书的主编团队，一直致力于亚健康领域适宜技术的研究和推广，共同编写了这套《蒲公英中医药与亚健康文化传播工程科普系列丛书》。此套丛书从社会大众关心的一些亚健康问题着手，以各类常见亚健康症状为主线，对每一症状进行了分析，最终回归到治疗与调养方法的介绍上，详细介绍了解决亚健康状态的中医调理方法，从情志管理、饮食调理、运动养生、起居调理到经络、穴位、手法按摩等方法逐一进行介绍。该套丛书内容全面，重点突出，在让人民大众了解亚健康状态的同时，让每位亚健康患者都能通过本套书找到适合自己的调理方式。

随着失眠患者逐渐增多，由失眠引起的各种影响工作及生活质量的问题也逐渐引起人们的重视，因此，我们团队以《走出失眠——这样调理失眠更好》作为该套丛书的第一部，首先予以出版。该书以通俗的语言，对不同情况的失眠进行描述，如同叙述故事一般将引起失眠的原因、失眠可能导致的危害及失眠的综合调理方案进行了详细的讲述，使患者能更好地寻找到适合自己的调理方案，从而走出失眠的困扰。

后期我们还将对亚健康的其他相关问题进行一一介绍，期望通过该套丛书的编写，对现今社会当中越来越多的亚健康状态的人群起到一定的指导作用，也使得大众对亚健康状态的了解逐渐深刻，及早发现疾病，及早治疗，真正做到"养生保健，未病先防"，发挥出中医药的极大优势，从而为提高我国人民生活质量及节省医药资源起到积极的作用。

《蒲公英中医药与亚健康文化传播工程科普系列丛书》内容科学规范，经得起推敲，体例通俗易懂，配有插图，实用易学，是一部真正为老百姓编写的养生宝典。相信本套科普丛书的出版将有利于国家民族健康事业的发展。

丛书即将付梓，在此感谢中华中医药学会亚健康分会对该套丛书编写的大力支持，尤其感谢国医大师王琦教授及吾师国医大师吕景山教授在百忙之中为该丛书作序，感谢所有付出辛勤劳动的编委成员们，感谢所有帮助过我们的人们。由于编写时间紧张，作者水平有限，书中内容不足之处在所难免，请读者提出宝贵意见，以便再版时修订提高。

贾跃进

2015 年 12 月

序 言

安然入眠，真好

每逢晴朗的夜晚，我们只要细心观察，就会发现一些植物正在发生奇妙的变化。

合欢树，它的叶子由许多小羽片组合而成，像把芭蕉扇，在白天，它的叶子舒展开来，迎风而舞，一到夜幕降临，那无数小羽片就成双成对地折合关闭，好像被手碰过的含羞草，默默地对你说："我要睡觉了，别来打扰我。"

花生其实也是一种贪睡的植物。每当夕阳西下，它的叶子就会无精打采起来，慢慢地向上关闭，表示自己要睡觉了。

生长在水面的睡莲花，每当旭日东升之时，它那美丽的花瓣就慢慢舒展开来，显得十分精神，随着太阳西移，暮色升起，它又会慢慢合上花瓣，看起来十分疲倦劳累，仿佛进入了睡眠状态。故而得此芳名"睡莲"。

人与植物比睡眠，人会是彻头彻尾的失败者。

我的一位同学，10年前经常对我抱怨："这日子实在太难过了，老婆不仅得病，还下了岗，每月都要吃很贵的药。孩子也到了上学的年龄，也得花钱呀。还有家里的柴米油盐，哪一样不要钱？愁得我经常是睡不着觉。现在，我最大的愿望就是：等日子好过了，什么都不去想，能美美地、踏踏实实地睡个觉。在我生活中最大的敌人就是失眠。"

后来，他破釜沉舟，借钱做起了买卖，生意逐渐红火起来，小日子也过得有滋有味，成了同学中最富有的一个。

有一次，我在路上碰到他，他仍旧对我抱怨："我的失眠症一点儿也没好，原想日子好过了可以睡踏实，没想到现在担心的事更多：公司的业务，人际关系，别人借钱不还，自己的投资。看来，失眠真是我的敌人，一辈子要纠缠我了。"

望着他远去的背影，我不禁感慨，原先，生计是他最大的敌人，而现在，欲望才是他最大的敌人。

多年来，我喜欢和失眠的朋友们在一起，聆听他们的喜怒哀乐，知道了他们的无助、担心、挣扎与渴望。他们中有的人是由于偶尔的失眠就如临大敌，为了避免再次失眠便每天早早上床，努力让自己入睡，结果越强迫自己入睡，越是睡不着，陷入慢性失眠的困境中。有的人因为生计、压力、抑郁、焦虑或环境、疾病的原因，而使自己陷入失眠的恶性循环中无力自拔。真希望自己有点石成金之术，帮他们走出失眠的泥潭。于是，我们萌生了写这本书的念头。现在，书已成稿，希望它能真正帮到大家。

在这本书中，第一篇讲的是我们都应该知道的睡眠知识，旨在帮助人们了解睡眠常识，以避免对睡眠的错误认知。第二篇讲述的是失眠的常见原因。我们知道：失眠不是起因，而只是一个结果；失眠不是疾病，而只是一种表现。造成失眠的原因是一个人糟糕的身体或精神状态。第三篇讲的是安眠药的使用常识，对它的了解可以使人们避免陷入失眠和对安眠药的依赖。第四篇讲的是心理在失眠中的作用。我们知道，80%以上的失眠与心理因素有关，如何改变不良的睡眠认知？怎样调节负性情绪？如何拥有快乐的心境？希望本篇能对大家有所帮助。第五篇讲述的是中医在失眠中的作用。中医遵循天人合一的观念，认为自然界与人体睡眠节律之间有着密切的关系，并在2000多年的历史长河中积累了很多治疗失眠的有效方法，亦受到很多人的认可，相信大家也可以从中受益。第六篇讲的是强调日常生活的管理。这一部分看起来简单，但却是调理失眠的基础。如果大家能够建立起良好的睡眠习惯，注意调理饮食，合理运动，失眠一定会逐渐远离你。不过，不是每个人都适合所有的方法，也不是每种方法都适合所有的人，从中选择适合自己的方法坚持下去，一定会大有收获。

今夜，窗外的月色很美，深色的天幕上星辉遍洒。让我们平静等待，睡意渐浓。

安然入眠，真好！

本书编委会

2016 年 2 月

目 录
CONTENTS

第一篇

揭开面纱——我们都应该知道的睡眠知识

一、睡一个好觉，胜过吃补药——睡眠的重要性

> 睡眠在大脑维护和保养中的作用举足轻重。当你的身体陷入沉睡，你的大脑却依然认认真真地担任着你的"精神管理员"，帮你把白天思维活动时积累起来的"垃圾"尽可能清扫得干干净净。

小时候，我特别好奇动物们是如何睡觉的，可惜大人都不理会我，长大以后才知道，每一种动物都有其特有的睡眠姿势。马、象、牛和鹿可以站着睡觉；很多食肉动物都蜷曲着身子睡觉；树懒和某些蝙蝠是头朝下挂着睡觉；狼、狗、豺等动物把耳朵贴在地上睡，蜘蛛猴是尾巴钩在树上睡，鱼是睁着眼睡……最有趣的是海豚，它们是大脑两半球交替睡眠的，当一个半球在沉睡时，另一个半球却处于清醒状态。动物真奇妙！不知道它们以这样的方式能睡好吗？

在旧石器时代，早期的人类是以稻草、青草、灌木、毛皮为床睡觉的。通过对大猩猩的观察，我们不难看出：人类的祖先能够繁衍至今，重要的一点得归功于睡眠。大猩猩将它们的窝搭在树上，用以避开食肉动物的威胁。这些窝由布满柔软树叶和嫩枝的垫子构成。可见，大猩猩已经懂得选择柔软的窝来享受睡眠了。

　　现在的我们已经习惯在舒适的床上睡觉。刚出生的婴儿几乎每天要睡 20 个小时，即使成年后，每天至少要睡 6～7 个小时。不管睡眠时间长短如何，睡觉是人必不可少的行为。

　　我国古代就有"睡眠是眼之食，七日不眠，眼则枯"之说。睡眠不足，会导致神经衰弱、眼睛疲惫、食欲不振、血压不正常。俗话说："吃五斤不如睡一更。"也是在讲睡眠对于人体的重要性。

　　58 岁的郭女士，近年来睡眠质量越来越差，每天从凌晨 2 点左右就开始睡不着了，由于她睡眠很浅，稍微有点动静就会被惊醒，然后就很难继续入睡。

　　郭女士告诉我："晚上吃过饭稍微有点瞌睡就得赶紧睡，错过了这种感觉，有可能一晚上都很难睡着。"由于半夜总是睡不着，怕影响了老伴儿的睡眠，她就长期睡在客厅的沙发上，一旦醒来随时可以看电视。不过看着看着，到了早上五六点钟，有时又能睡着一小会儿。

　　常年睡眠不好，让郭女士白天总是没精神，记忆力也越来越差。郭女士说："孩子们小的时候，在身边虽然要照顾吃喝，可是觉得很安心。长大以后，孩子们的工作、婚姻一系列事情整天在脑子里，晚上一想到这些就焦虑得睡不着。"

　　确实，睡眠和我们的日常生活密不可分，影响着我们的情绪和行为，我们的精力和情感，还有我们的婚姻和工作，以及我们的心智健康和幸福感。

　　睡眠的重要性像饮食与呼吸空气一样。睡眠是人们的一种无意识的愉快状态，与觉醒状态相比较，睡眠的时候人与周围的接触停止，自觉意识消失，不能控制自己说什么或做什么。

睡眠状态的人肌肉是放松的，神经反射减弱，心跳减慢，体温下降，血压也会轻度下降，新陈代谢的速度减慢，胃肠道的蠕动也明显减弱。看上去睡着的人是静止的、被动的，实际不然，如果在一个人睡觉的时候做脑电图，我们会发现，人在睡觉时脑细胞发放的电脉冲并不比觉醒时减弱，这证明大脑并没有休息。正像一座夜间的蜂房，外表看上去蜜蜂都已经归巢休息，但实际上所有的蜜蜂都还在为酿造蜂蜜而通宵地忙碌着。

实际上，睡眠是我们恢复和积累能量的过程，最主要是针对大脑的修补和复原，是大脑的定期更新和自我保护。没有这个过程，人的生命就会很快衰竭，直至死亡。也就是说，睡眠在大脑维护和保养中的作用举足轻重。当你的身体陷入沉睡，你的大脑却依然认认真真地担任着你的"精神管理员"，帮你把白天思维活动时积累起来的"垃圾"尽可能清扫得干干净净。

良好的睡眠是一种最全面而又有效的休息。它不仅能使人恢复精力，促进记忆，还能使人保持情绪稳定、消除疲劳、增强机体免疫力，还有益于皮肤美容、延年益寿。这也正是古人"不觅仙方觅睡方"的原因所在。

为唤起我们对睡眠重要性的认识，国际精神卫生组织主办的全球睡眠和健康计划于 2001 年发起了一项全球性的活动——将每年的 3 月 21 日定为"世界睡眠日"。2003 年，此活动被引进中国。

二、睡眠也有迷人的变化——睡眠有分期

> 一夜酣睡中，我们渐渐从 1 期过渡到 4 期，然后进入快速眼动睡眠期，整个过程平均约 90 分钟。睡眠良好的人会在一夜中经历 4 ~ 6 次这样的睡眠周期。每个周期的各期不一定齐全，但都是从 1 期开始。

在人类历史上，睡眠曾被认为是一种非活动状态。人一旦进入睡眠，就会遗忘外部世界，身心完全停止运转。但近几十年来，借助新科技的发展，研究人员可以测量人在睡眠中的脑电活动，我们称之为脑电波或脑电图，科学家发现，睡眠其实是一种动态的现象，有着自己迷人的生命。

根据睡眠过程中的脑电活动表现、眼球运动情况和肌肉张力的变化等综合分析，我们可以将睡眠分为两种不同的时期，即慢波睡眠期和快波睡眠期。慢波睡眠又称为非快速眼动睡眠，共分为 1 期（入睡期）、2 期（浅睡期）、3 期（中度睡眠期）和 4 期（深度睡眠期）。快波睡眠又称为快速眼动睡眠，它也属于深度睡眠期。现在，我们来详细地了解一下。

（一）慢波睡眠期

1 期（入睡期）：当你舒服地闭上眼睛，进入几分钟轻松

的清醒状态,脑中思绪飘浮,身体开始放松,接下来你会进入第一阶段入睡期,它是介于清醒与睡眠之间,此时你的身体更加放松,肌肉紧张感减轻,呼吸速度放缓,体温下降,脑海中会浮现零星的思绪,类似于做白日梦的感觉。如果从这一阶段醒来,大部分人会认为自己只是"眯了会儿眼",并没有睡着。

2 期(浅睡期):几分钟后,你将进入第一个真正的睡眠阶段即浅睡期,你的身体更加平静,越来越脱离外界,由于处于这一期的睡眠者容易被唤醒,所以叫浅睡期。如果你一晚上处于 1 期和 2 期的睡眠阶段,就会觉得自己几乎没有睡着。

3 期(中度睡眠期)和 4 期(深度睡眠期):经历了30 ～ 45 分钟的浅睡期,你就进入 3 期和 4 期,这两个阶段中的脑波模式为十分缓慢的脑电波,包括呼吸、氧气消耗、心率、血压在内的生理活动会降到一天中的最低点。深睡时,我们对外界几乎毫无意识,很难醒过来,尤其是孩子们。即使醒来,也会感到昏昏沉沉,迷迷糊糊,转身就将醒来的事情忘掉。

(二)快波睡眠期

45 分钟的中、深度睡眠期后,我们又会重新回归到浅睡期几分钟,接着就会进入栩栩如生、感情丰富的有梦睡眠中。如果你从睡梦中醒来,你对梦的内容就会记得非常清楚。做梦时,我们的眼睛会快速地动来动去,所以叫快速眼动睡眠。有的人会认为自己从不做梦,也有的人会认为自己整晚都在做梦,那都是误解。我们每个人都会做梦,只是大部分的梦都被我们忘记了。快速眼动睡眠也叫异相睡眠，可持续 10 ～ 30 分钟。

一夜酣睡中，我们渐渐从 1 期过渡到 4 期，然后进入快速眼动睡眠期，整个过程平均约 90 分钟。睡眠良好的人会在一夜中经历 4 ～ 6 次这样的睡眠周期。每个周期的各期不一定齐全，但都是从 1 期开始。凌晨，每个周期中的睡眠深度变浅不再达到 4 期。从非快速眼动睡眠与快速眼动睡眠的转换来看，睡眠过程并不是由浅入深并持续到天明，而是深一阵浅一阵，深浅睡眠不断交替和转换。

非快速眼动睡眠占整个睡眠期的 80%，期间脑血流量会逐渐减少，大部分区域的脑神经元活动减弱，生长激素分泌会增加，直接或间接地促进孩子的生长发育。

快速眼动睡眠占整个睡眠期的 20%，期间脑代谢和脑血流量会逐渐增加，大部分区域脑神经元活动增强。这一阶段我们开始做梦，有时梦会是"日有所思，夜有所梦"，有时梦却光怪陆离，难以理解。不管内容如何，它总是我们记忆信息的再现，可以帮助形成新的神经联系，提高学习记忆的效果。我们常常发现：昨天学习的新知识，经过一个晚上的睡眠后，会更深刻地在记忆中存留。

三、一躺下就睡着——高质量的睡眠

▶▶▶

> 在深睡眠状态下，大脑皮层细胞处于充分的休息状态，这对于消除疲劳、恢复精力、免疫抗病等都有至关重要的作用。快波睡眠对改善大脑疲劳和记忆也有重要作用。

我的一位病人，一说起她爱人来，就羡慕得不得了。不管家里发生多大的事，只要是挨住枕头，不过 10 分钟，就会呼呼睡着，他常说的一句话是："兵来将挡，水来土掩，怕有什么用，好好睡觉，明天该干嘛干嘛。"

可惜的是，由于社会压力、生活压力剧增，尽管有着高质量的上乘寝具，很多人却很难再有高质量的睡眠。

高质量的睡眠除了对睡眠量有要求外，更主要的是对睡眠质的要求，即睡眠的深度和快速眼动睡眠所占的适宜比例。在睡眠过程中有一段时间被称为慢波睡眠，又被叫作安静睡眠。慢波睡眠时我们呼吸平稳，心率减慢，体温降低，肌张力下降，血压下降。而当脑电波频率变快，振幅变小，同时表现出心率加快、血压升高、肌肉松弛、阴茎勃起，眼球会不停地左右摆动时，科学家们把这一阶段的睡眠称为快速眼动睡眠，又叫快波睡眠，也有人把它叫作积极睡眠。研究表明，占整个睡眠时间大约 55% 的入睡期和浅睡期，对解除疲劳作用甚微，而只有进入深睡眠状态的中度睡眠期、深度睡眠期及快速眼动睡眠期，才对解除疲劳有较大作用。因为在深睡眠状态下，大脑皮层细胞处于充分的休息状态，这对于消除疲劳、恢复精力、免疫抗病等都有至关重要的作用。然而这种深度睡眠状态，只占整个睡眠时间的 25%，所以也被称作是"黄金睡眠""金子般的睡眠"。快波睡眠对改善大脑疲劳和记忆也有重要作用。

那么，什么才是高质量的睡眠呢？好的睡眠质量可用以下标准来衡量：

1. 入睡快，能在 10 分钟左右入睡。

2. 无起夜或很少起夜，无惊梦现象，醒后会很快忘记梦境。

3. 睡眠深，呼吸深长，不易惊醒。

4. 起床快，早晨起床后精神好。

5. 白天头脑清醒，工作效率高，不困倦。

你想知道自己的睡眠质量吗？下面是一个简单的睡眠质量自测法，回答几个简单的问题就可以知道你的睡眠状况了。如果你经常是这样就选 A，有时是这样就选 B，很少这样选 C，从来没有就选 D。

1. 睡眠时间不规律，不能按时上床睡觉。

2. 整夜做梦，醒来时觉得很累。

3. 躺在床上时，脑子里全是白天见过的人和发生的事，难以入睡。

4. 入睡后稍有动静就能知道。

5. 工作或娱乐至深夜。

6. 很早就会醒来，而且再也睡不着了。

7. 有点不顺心的事就彻夜难眠。

8. 换个地方就难以入睡。

9. 一上夜班就睡眠不好。

10. 使用安眠药才能安然入睡。

选中 A 记 5 分，B 记 2 分，C 记 1 分，D 记 0 分。

如果总分在 20 分以上为严重睡眠障碍。总分在 5 ～ 20 分说明你的睡眠质量比较差。5 分以下（没有 A 项）说明你的睡眠质量良好。

如果你的累计得分在 5 分以上，特别是有 A 项得分，你需要重视你的睡眠状况，并且要想办法改善睡眠状况了。

四、睡眠时间因人而异——睡眠的个体差异

> 合适的睡眠时间应该是自己在睡醒后感到精神焕发、精力充沛、无疲倦感而不是教条地计算自己的睡眠时间。

有一天，一位打扮得非常时髦、利落的大姐问我："究竟一个人需要多久的睡眠？我为什么睡眠时间特别少，每天晚上我只睡 4 ～ 5 个小时，看着黑洞洞的外面，我无事可做，又怕惊扰家里人，只好干瞪眼等到天明。可是白天还可精神啦，别

人会头晕，记忆力不好，可是我就没事，照样该干啥干啥，你说我这样子奇怪吗？"

其实这样的现象也不奇怪，人的睡眠时间虽有一般性，但也存在个体差异。

一般来说，新生儿平均每天睡 20 个小时，婴儿睡眠时间逐渐缩短，至 2 岁时睡 9 ～ 12 个小时。成年人的睡眠时间因人而异，通常为 6～9 个小时，一般认为 7.5 个小时是合适的。成年时期随着年龄的增加，睡眠的第 1 ～ 2 阶段增加，而第 3 ～ 4 阶段减少，夜间醒来的次数也会增加，而睡眠的连续性会逐渐减退。老年人的睡眠时间经常会少到 6 个小时。

不过，每个人在不同阶段所需要的睡眠时间都是不同的，因此睡眠时间因人而异，而不必刻意追求一定要睡够多长时间。假如有人非要按照专家设定的时间睡，反而会出问题，睡不够了就觉得痛苦。所以说，合适的睡眠时间应该是自己在睡醒后感到精神焕发、精力充沛、无疲倦感，而不是教条地计算自己的睡眠时间。

法国历史上显赫一时的拿破仑，每天的睡眠时间很少，全天只睡 3 ～ 4 个小时，他经常会在凌晨 3 点钟起床对秘书口授文稿，一直到天亮。但是他也非常善于休息，有时在两次接见的 5 分钟间隔里，也可以美美地打个盹儿。

美国大发明家爱迪生每天只睡 4 ～ 5 个小时。年轻时他有时连续工作几个昼夜不睡觉。他认为睡眠完全是一种习惯，人没必要睡那么多。人其实可以睡得少一点，就能多一些时间做事。

爱因斯坦这位伟大的科学家特别嗜睡，他基本上每天都睡 10 个小时以上。

美国总统布什一般晚上 9 点左右准时上床，早上 6 点多就起床。

达·芬奇也曾想减少睡眠时间，他做过一项实验：每 4 个小时睡 15 分钟，一天总共睡 90 分钟。过了 5 个月，他觉得困倦难熬，只好恢复连睡 4 个小时的习惯。

五、老人打盹有益处——老年人的睡眠特点

民间有句俗话说"前三十年睡不醒，后三十年睡不着"。这句话的意思是说，人在年轻的时候，总是会感觉觉不够睡，可随着年龄的增长，到了中年尤其是到了老年，睡眠的时间会明显减少，甚至有时会彻夜难眠。

前几天，和朋友在一起聊天，朋友讲了这样一件事情："一天晚上，正睡得舒服，忽然电话铃声响起，在寂静的深夜格外响亮，我被惊醒，一看表，刚刚 4 点，再看手机，是家里老人的电话，我赶紧接起电话，爸爸那头却没有回声，挂断了。我急忙回拨，却还是没人接，我变得忐忑不安，不知家里会有什么事。好不容易熬到 5 点多，继续给家里打电话，是妈妈接的电话，我问为何半夜打电话，妈妈笑着说：'你爸爸半夜早醒，睡不着，在那学习打电话，不小心拨出去的，可能他不知道。'真是虚惊一场。为什么我爸爸以前睡得特别好，怎

么这两年睡眠就不行了呢？"

他的爸爸今年 77 岁，身体一直很硬朗，性格也非常好，经常和年轻人有说有笑的。不过这两年，睡眠确实发生了变化。我告诉朋友不必太担心，老年人的睡眠有他自己的特点。

民间有句俗话说"前三十年睡不醒，后三十年睡不着"。这句话的意思是说，人在年轻的时候，总是会感觉觉不够睡，可随着年龄的增长，到了中年尤其是到了老年，睡眠的时间会明显减少，甚至有时会彻夜难眠。

睡眠不仅是一种生理需要，也是一种能力。随着年龄的增长，人的睡眠能力会逐渐下降，睡眠时间会逐渐缩短，睡眠质量也越来越低。

老年人的睡眠结构和特点主要表现为：睡眠时间缩短。60 ～ 80 岁的健康老年人，就寝时间平均为 7.5 ～ 8 个小时，但睡眠时间平均为 6 ～ 6.5 个小时；浅睡眠期增多，而深睡眠期减少，60 岁以上老年人的深睡眠期占睡眠时间的 10% 以下，75 岁以上老年人的深睡眠基本消失；夜间容易觉醒，睡眠中短时间觉醒的次数增加，且容易受内外因素的干扰，睡眠会变得断断续续；年龄越大，睡眠越浅；容易早醒，睡眠趋向早睡早起；随着年龄的增大，生物钟或生物节律的周期可能缩短，生物节律周期可能为 22 或 23 个小时，而不是 24 或 25 个小时。这可能也是早睡早醒的原因之一吧。

正如随着年龄的增长，机体结构和功能会发生退化一样，老年人的睡眠功能也会退化，上述老年人的睡眠结构的变化，是正常的生理变化。

许多老年人由于睡眠不足，容易疲劳，不得不采取白天打盹或小睡片刻的方法，以补充夜间睡眠的不足。有关研究认为：老年人有打盹习惯是健康的标志，有益长寿。白天有打盹习惯者，晚上睡意来临时更容易进入梦乡，也会容易睡得深沉。

不过，老人白天打盹的次数不宜多，时间也不宜太长，一般白天打盹 2 ～ 3 次，每次 10 ～ 15 分钟，有利于健康。

所以，老年人在调整好自己心态的同时，还应该根据自己的睡眠特点，调整睡眠习惯，以获得充足和高品质的睡眠。

六、想要睡安稳不容易——女性睡眠特点

> 作为一种女性激素，雌激素可以影响到身体的细枝末节。在女性的体内有很多类似激素感应器的细胞，能够在雌激素的作用下提高活性，让女性无论从皮肤、头发，还是骨骼、血管、大脑，都"焕发青春"。

让我们先来听听她们的故事：

"我怀孕快 7 个月了，已经失眠 1 个半月了。我是突然失眠的，没有任何征兆，常常是彻夜不眠，几天都睡不好。我开始害怕了，结果一发不可收拾，每天晚上 9 点半上床要折腾到凌晨 1 ～ 2 点才能睡着一会儿，入睡特别困难，睡着了也全都是梦，也就 1 个小时左右就醒了，持续时间很短，然后就彻底清醒。每天只觉得眼睛酸疼，没有困的感觉。心情呀，糟糕得

厉害，抑郁得想哭，想起睡觉就害怕。这几天更严重了，从晚上9点多到天亮都没有睡意，简直是瞪着眼睛到天亮。也去医院看过，都没有效果。每天都晕晕乎乎的，尤其是眼睛，难受得要命，感觉不到一点希望。真的坚持不住了，好想吃安眠药睡上一觉，可是肚子里还有宝宝，哪敢呀！现在我真的觉得生活一点意义都没了，满脑子都是想要睡个好觉。"

"我今年50岁，最近一段时间心情非常糟糕，晚上躺在床上，翻来覆去睡不着，满脑子都是不愉快的事情，真是烦死啦。白天看什么都不顺眼，经常莫名其妙地跟人发火，自己也知道不应该，就是控制不住。也受不得一点惊吓，动辄一身汗，心慌胸闷，总觉得特别不安，像有什么坏事要发生一样，我爱人和孩子们都知道我难受，也不跟我计较，他们都说我是到了更年期，我自己也觉得可能是，前几天，去医院检查，医生也建议我吃点更年期的药物，调理一下心情，还要求我要多运动。难道更年期就这么难受吗？"

大家看，由于女性要经历怀孕、更年期等不同的时期，体内的激素水平也会发生很大的变化，使得睡眠质量不同程度地受到影响。

女性激素主要指雌激素、孕激素（亦称黄体酮或孕酮）、催乳素及促卵泡激素等。其中对睡眠影响较大的是雌激素、孕激素和催乳素。

作为一种女性激素，雌激素可以影响到身体的细枝末节。在女性的体内有很多类似激素感应器的细胞，能够在雌激素的作用下提高活性，让女性无论从皮肤、头发，还是骨骼、血管、大脑，都"焕发青春"。

女性从月经结束至排卵期，雌激素分泌旺盛，这个时期身体状况和情绪稳定，皮肤光滑，晚上一般会睡得好。然而过了排卵期，孕激素分泌变旺盛，它是一种帮助妊娠的激素，这段时间有人会焦躁不安，辗转难眠，或者会一整天昏昏欲睡，没有精神，情绪也变得不稳定。

在妊娠期，为了胎儿的正常发育，准妈妈们的雌激素、孕激素水平均会明显上升，这种激素的变化，再加上体重增加和胎动等，使得孕期，尤其是孕晚期会出现不同程度的睡眠问题。产后由于孕激素迅速下降，也可出现睡不好、烦躁、焦虑、易激动等现象。到了绝经前期，体内分泌出的雌激素和孕激素会越来越少，再加上更年期潮热、盗汗等不适也会引发入睡困难。

当然，还有一种原因，就是在心理方面，女性往往肩负着家庭、事业的双重责任，经常会碰到情感、经济、工作、子女等诸多因素的烦扰，难免因心理压力过重而导致失眠。

女性，想要睡安稳实在不容易。

七、真想长个高个子——生长激素与睡眠

▶▶▶

生长激素的分泌是脉冲式的，白天一般都处于比较低的状态，它正常的分泌高峰就像月亮升起一样，到晚上才明显地表现出来。

许主任是内分泌科副主任，她本人身高 1.5 米，她爱人个子也不高，可是她的儿子读高一时就已身高 1.8 米了。我们很多同事都去向她取经，许主任也乐呵呵地讲起她的育儿经来："我很关注儿子的睡眠。读小学时，我要求儿子晚上 8 点必须上床，最迟不能超过 8 点半。早上 7 点至 7 点 15 分起床。初中时，他也差不多晚上 9 点不到就睡了，早上 7 点 15 分起床。周末时，我从不催儿子起床，由他睡个够。为了不影响儿子的睡眠时间，我没给儿子上过课外补习班，因为一旦报了这些补习班，孩子的业余时间就会减少，自然会影响晚上的睡眠。另外，一上补习班孩子难免会有压力，长此以往，睡眠质量也会受到影响。睡眠好了，孩子白天的精力非常充沛，学习成绩也不错。"

在过去，锻炼、睡眠、饮食三者对身高的影响中，锻炼是居首位的。但现在，睡眠已被公认为第一位的影响因素。国内外的研究发现，睡眠时间、睡眠质量直接影响孩子的身高。现在的孩子不缺营养，家长对锻炼也越来越重视，但唯独对睡眠的重视普遍不足。

睡眠是一种生物本能，人在睡眠时，全身肌肉松弛，对外界刺激反应减低，心跳、呼吸、排泄等活动减少，这样有利于身体恢复机能。在我们体内有一种激素非常重要，叫生长激素，它的主要作用是促进肌肉新陈代谢，恢复体力，促使骨骼的发育生长，从而让孩子们长个子。

生长激素是由人的脑垂体分泌的。脑垂体一天的工作量很大，除了要分泌生长激素外，还要分泌性激素等人体所需的多种激素，也因为"太忙了"，所以它并不是 24 小时都在分泌生长激素。生长激素的分泌是脉冲式的，白天一般都处于比较低的状态，在低血糖、运动等刺激下，可以使生长激素有一个分泌的小高峰。它正常的分泌高峰就像月亮升起一样，到晚上才明显地表现出来。其中有两个时间段对长高至关重要——一个是晚上 9 点至第 2 天凌晨 1 点，特别是晚上 10 点前后，生长激素的分泌量达到最高，可以达到白天的 5 ~ 7 倍。另外，早上 6 点前后的 1 ~ 2 个小时，生长激素也有一个分泌小高峰。

不过生长激素的大量分泌必须有个前提：只有孩子进入深度睡眠时才会发生。否则，它的分泌量就会大大降低。人一般在入睡后半小时至 1 小时，才进入深度睡眠状态，所以想要孩子长得高，最好在晚上 8 点半前就上床，最迟不要超过晚上 9 点半，并在早上 7 点以后起床。

但婴儿期是个例外。婴儿期时，不管是白天还是晚上，脑垂体在不断地分泌生长激素，所以 1 岁以前的婴儿，长得特别快。幼儿期时，生长激素在白天的分泌量就非常少了，分泌量主要集中在晚上入睡时。所以孩子长期熬夜不利于生长，白天睡依然不能替代晚上睡。

不过，孩子每天所需睡眠时间的个体差异较大，如果有的孩子睡眠时间较之标准时间要少，但精神、情绪和生长发育都很正常，家长也不必过于教条，强求孩子，这样反而会影响孩子的情绪和睡眠质量。

想要长成高个子吗？那就好好睡觉吧。

八、日出而作，日落而息——褪黑素与睡眠

> 褪黑素水平降低、睡眠减少也是我们脑衰老的重要
> 标志。

在我们的大脑中有一种腺体叫作松果体，它能够分泌和释放一种神经内分泌激素，叫"褪黑激素"，我们也称它为"褪黑素"。

那么，褪黑素的主要作用是什么呢？

其实，我们之所以能够"日出而作，日落而息"，日复一日、年复一年地维持着"睡眠－觉醒"的生活规律，褪黑素功不可没。

褪黑素的分泌会呈现较明显的昼夜节律现象。夜间褪黑素分泌量比白天多5～10倍，凌晨2～3点达到峰值。也就是说，当夜晚降临，褪黑素的分泌开始增多，到午夜时达到顶峰。由于褪黑素有促进睡眠的作用，我们会进入甜蜜的梦乡。随着天色渐明，褪黑素的分泌也会减少，我们就会从睡梦中醒来。另外，褪黑素的分泌与光线的强弱也有关系：在黑暗中褪黑素的分泌量要多于在光亮中，所以我们要关灯睡觉，这样才会睡得更香甜。

那么，为什么我们要补充褪黑素呢？

我们体内的褪黑素的合成与年龄有很大关系。常常听到老

人抱怨睡不着、早醒，就与褪黑素的合成减少有关。在刚出生的婴儿体内能检出很少量的褪黑素，直到婴儿 3 个月时分泌量才增加，并呈现较明显的昼夜节律现象。3 ～ 5 岁幼儿的夜间褪黑素分泌量最高，青春期分泌量略有下降，以后随着年龄增大而逐渐下降，到青春期末反而会低于幼儿期，特别是 35 岁以后，体内自身分泌的褪黑素明显下降，平均每 10 年降低 10% ～ 15%，到老年时，褪黑素分泌已非常少，昼夜节律渐趋平缓甚至消失。褪黑素的这一变化，导致了我们的睡眠紊乱现象及一系列的功能失调。

褪黑素水平降低、睡眠减少也是我们脑衰老的重要标志。

九、体内的生物钟要好好工作——生物钟与睡眠

▶ ▶ ▶

生命过程确实是复杂而又奇妙，生物节律天天都在奏着迷人的"节律交响曲"。

"日出而作，日落而息"，地球上大部分生物从几十万年前就开始遵从着大自然的规律繁衍生息。对于这种自然的状态，人们并没有过多留意。直到现代医学逐步发展，人们才知道，这种顺应自然的规律叫作"生物钟"。随后，科学家们对生物钟有了各种研究：为什么大雁会成群结队在深秋时节南飞，燕子会迎春归来？为什么雄鸡会啼晨，蜘蛛会在半夜

结网？为什么在没有闹钟的时候，你却不经意间每天按时醒来？为何我们女性的月经周期恰恰与月亮的盈缺周期相似？

生命过程确实是复杂而又奇妙，生物节律天天都在奏着迷人的"节律交响曲"。我们的古代医学视天地为大宇宙，人体为小宇宙，谓大小宇宙息息相通。健康的人体活动大多呈现24小时昼夜的生理节律，这与地球有规律自转所形成的24小时周期是相适应的。而人体的体温、脉搏、血压、耗氧量、激素的分泌水平，均存在昼夜节律变化。这证明在我们的体内，确实存在着一个持久的自己上发条和自己调节的生物钟。

欧洲名酒威士忌的商标是一位长寿老人的头像，传说这位老人活了152岁。当时，英国的国王特别想见一见这位长寿老人，就邀请他到皇宫来吃喝玩乐，并给予隆重款待。老人觉得受宠若惊，每天是白天睡觉，晚上玩乐，天天吃的是大鱼大肉，夜夜是笙歌不断，完全打破了老人以前早睡早起、粗茶淡饭的生活规律，没有想到的是，好景不长，由于生活规律被突然改变，一周后老人便不治而亡。

在我们的生活中，也有一些健康老人，几十年如一日地终日劳作，却精神矍铄，但有一天，由于儿女的孝顺，让他休息"享享清福"，结果不是周身不舒服，就是一病不起。有些刚退休的老人，身体状况反而不如上班的时候，这都是与生物钟突然改变有关。

生物钟同我们的眼睛和双手一样是被 DNA 所携带的遗传物质编码的，换句话说生物钟并不是后天获得的一种技能，它存在于刚出生的婴儿体内，是随着脑的不断发育而逐渐形成的活动规律。有的小婴儿在出生后不久，往往会白天睡觉而夜晚哭闹，让刚刚为人父母者苦不堪言，不知所措，就是因为孩子的生物钟还没有完全形成的缘故。

很多人以为平时累积的劳累可通过一次长时间的睡眠补回来，其实这也是个误区，睡眠是一种生物钟现象，高质量和足时缺一不可。平时睡眠质量差，周末来"恶补"的做法如果偶尔为之尚无大碍，但长此以往将会打乱生物钟，造成睡眠节律紊乱，睡眠变得无效，出现慢性失眠。

人是有时间规律的生物，所以在太阳升起时起床，在日落后休息。逐渐形成规律，身体会遵循这一规律，你也遵循这一规律。这样的话，平时的工作、学习和夜晚的休息交替更换，调稳生物钟，就能让我们的睡眠更好，精神更饱满。

十、睡眠可以增加抵抗力——睡眠与免疫

> 阳是一种功能，阴是一种物质。白天的阳是需要晚上的阴做储备的，如果晚上不睡觉，就相当于阳一直在用，而阴没有补充，这就像是存在银行里的钱，只出不进。时间一久，身体就会出问题。

大家有没有这样的体会：当我们感冒了，发热咳嗽，最想做的事情就是上床睡觉，一整夜的睡眠后，精神就会好很多。而身边的人也会嘱咐我们要好好休息。曾经看过这样的一个网

络调查：当你告诉男朋友你感冒不舒服的时候，男朋友说得最多的话是什么？结果90%多的人会不厌其烦地告诉女朋友要休息，要睡觉。

其实这是有道理的。试验证明：人在深睡眠期能产生很多免疫细胞和抗体，从而能增强抗病能力。深睡眠也被称为"黄金睡眠"，是人体睡得最熟、最香的阶段，人体各种保护机制都在发挥作用，比如能量储存，人体内的激素大量分泌，各种受损细胞的修复，免疫细胞和免疫物质增加，体内废物的排出，疲劳逐渐消除。感冒和发热的病人，深睡眠可使机体免疫功能增加，抵御和消灭外来病原体。

我们生活在一个复杂的环境中，时时刻刻都可能遭受各种病原体的攻击，包括细菌、病毒、真菌和寄生虫等。如果人体内没有一套完整有效的防御各种攻击的系统，我们人类早已经不复存在。人体内的防御系统包括天然的屏障组织，例如皮肤、口腔和肠道黏膜，还包括一套特异性的防御系统，那就是我们所说的"免疫系统"。这个系统防御攻击的能力就是"免疫力"。

人体的免疫力其实就是驻扎在人体里的一支军队，它专门解决我们的内忧外患，既可以打败外部的入侵者，也可以维护内部系统的安定团结。大家试想一下：如果一个国家没有军队，就会出现很大的问题，我们体内也亦然。当然，体内免疫力的维持是有赖于很多的免疫战士，也就是我们的免疫细胞。

那么，如何保持免疫细胞的战斗力呢？那就是要给予这些细胞足够的营养素。可是，当我们连续失眠或熬夜的时候，就会扰乱身体的生理平衡，导致肝脏的功能下降，蛋白消耗增加，体内的毒素增加，从而损耗了身体中大量的维生素C，而维生素 C 被称为天然的抗生素，一旦缺乏必然导致免疫力下降。同时，因为连续的失眠或熬夜，人体处于高度紧张状态，会导致更多的营养素流失。日积月累，就会彻底破坏免疫战士的战斗力，免疫系统实力下降。

中医认为："阳在外，阴之使也；阴在内，阳之守也。"阳是一种功能，阴是一种物质。白天的阳是需要晚上的阴做储备的，如果晚上不睡觉，就相当于阳一直在用，而阴没有补充。这就像是存在银行里的钱，只出不进。时间一久，身体就会出问题。所以，我们都应该在阳气上升的白天进行工作和活动。如果夜间熬夜或在床上辗转反侧，本该潜伏休养的阳气遭到过度耗损，第 2 天就会感到体乏神倦，长期下去体质就会渐渐变差。

因此，充足的睡眠非常重要。

十一、梦是我们内心的声音——梦的意义

▶▶▶
一旦对梦有了了解，你会发现，梦其实是潜意识的完美展现，是我们了解自己潜意识最便捷的通道，在梦中，我们反而更真实。

有一天，庄周梦见自己变成蝴蝶，是一只特别生动逼真的蝴蝶，庄周内心感到非常愉快和惬意，竟不知道自己原本是庄周。突然间醒过来，惊惶不定之间方知原来是自己在做梦。

不知是庄周梦见自己变成蝴蝶呢，还是蝴蝶梦见自己变成庄周呢？

"庄周梦蝶"这个故事之所以能流传千古，打动很多人，可能的原因是：大家都隐约感到，梦中的我们反而会更清醒。

梦看似光怪陆离，支离破碎，因而我们常将梦视为异己，不知其寓意何在。然而，一旦对梦有了了解，你会发现，梦其实是潜意识的完美展现，是我们了解自己潜意识最便捷的通道，在梦中，我们反而更真实。

梦是有迹可循的，甚至是稳定连续的世界。我们会做同一个主题的梦，甚至重复做一模一样的梦。

记得在小学六年级时，我就连续做过同样的梦：不知为何自己突然会从高空掉落，恰恰落入鸡窝中，惊得鸡咯咯直叫，吓得我从梦中惊醒。现在想来，可能与我转学有关。

越是频繁出现的梦境，越有着重要的意义。所以，我们需要学会与梦沟通，学会聆听自己内心深处的声音，这样，才能真正了解到梦的深层含义。

前一段时间，我的银行卡被盗刷，忽然让我觉得这个世界如此不安全，整日里琢磨，到底是如何被盗走的？到底哪里还有漏洞？会不会还有类似的事情发生？在这样的心境下，连着好几天晚上，我都做着类似的梦：我发现自己银行卡里的钱丢了，于是我跑到银行，要求把银行卡里的余钱冻结，可是，就在要操作时，银行卡里的钱却一笔一笔被划走了，我急得满头大汗，不知如何是好。惊醒后，梦境栩栩如生，仿佛真的一样。

我知道，我的内心已变得不安，有些焦虑。我需要好好整理思绪，做一些尽可能补救的事情，然后重新看待这件事，让自己放松下来。于是我又开始跳舞，开始写书，开始了正常的生活。

解析梦的时候，还是有一些规律可循的。

常梦见电闪雷鸣，意味着一个人的内心起了风暴；不是学生的人常梦见考试，而且成绩很糟糕，意味着其道德感和责任感很强，他要不断地考验自己是否是一个够道德、够负责的人；常梦见在机场、车站的路上遇到种种阻碍，意味着一个人在自我的发展上遇到了麻烦；女子梦见梳头，但却怎么都梳不好，多意味着感情遇到了麻烦；梦见打扑克，你虽有很多好牌却拿不住，顺序总是乱七八糟整理不好，意味着你虽有很多好的选择，但却没有处理好；常梦见坚固的堡垒，意味着这个人人格结构很完整，但也可能很僵化；常梦见龙或者佛，表示你的道德感很强，对自己要求比较苛刻，容易压抑自己的欲望。很多很多，不一而足。

提到解梦，很多人觉得它是一件非常难的事情。其实不然，解梦比我们想象的容易得多，梦中的情绪和你的第一念头最重要。其实对于我们来说，天生都有凭直觉洞察到真相的能力，不过因为家庭和学校及社会都教育我们要理性做事，从而弱化了大部分来自直觉的洞察力。梦会轻易突破这些理性的教条，让我们直接洞察到真相。

最好的解梦者，不是别人，正是自己。

十二、多梦只是一种感觉——对梦的误解

那么为什么大多数人不知道自己做了梦呢？这主要与醒来的时间有关，如果是在非快速眼动睡眠期醒来即不能回忆梦境，如果是在快速眼动睡眠期醒来则梦境栩栩如生。所以说整夜做梦是夸张，说没有做梦也不现实，更谈不上梦多梦少。

梦是人类睡眠中的正常现象，梦是人沉睡的征兆，但是经常会听到有人说"昨晚没有休息好，做了一夜的梦""我晚上做梦多，简直没有睡着"。于是，这一天学习、工作起来似乎还真感到有点精神不振、精力不足，仿佛做梦真的耽误了休息。有些医生按照传统观念，也承认多梦是大脑不曾休息或休息不好的表现。其实，做梦并能回忆梦境并不是睡眠不深的指标，也不能说做了梦就表示不曾睡好。

我们知道，正常人的睡眠分两大类，即快速眼动睡眠和非快速眼动睡眠，每次快速眼动睡眠和非快速眼动睡眠共同构成一个睡眠周期，一般约90分钟为一个周期，每晚要重复4～6个周期。研究证实进入快速眼动睡眠期时大多数人都在做梦，即每人每晚要做4～6次梦。那么为什么大多数人不知道自己做了梦呢？这主要与醒来的时间有关，如果是在非快速眼动睡

眠期醒来即不能回忆梦境，如果是在快速眼动睡眠期醒来则梦境栩栩如生。所以说整夜做梦一定是夸张，说没有做梦也不现实，更谈不上梦多梦少。

科学工作者做了一些阻断人做梦的实验。即当睡眠者一出现做梦的脑电波时，就立即被唤醒，不让其梦境继续，如此反复进行，结果发现对梦的剥夺，会导致人体一系列生理异常，如血压、脉搏、体温及皮肤的电反应能力均有增高的趋势，自主神经功能有所减弱，同时还会引起人的一系列不良心理反应，如出现焦虑不安、紧张、易怒、感知幻觉、记忆力下降等。

显而易见，正常的梦境活动是保证机体正常活力的重要因素。最近的研究成果也证实了这个观点，即梦是大脑调节中心平衡机体各种功能的结果，梦是大脑健康发育和维持正常思维的需要。倘若大脑调节中心受损，就形成不了梦，或仅出现一些片断的梦境。

既然如此，人们为什么总习惯把做梦和失眠扯在一起呢？

国内外都有人对主诉失眠、整夜做梦或梦多的慢性失眠症进行过生理测验，应用多种生理仪进行脑电波描记和研究，记录证明，这些主诉"梦多""整夜做梦"的病人的睡眠周期和正常人并没有什么差别，他们伴有梦的快波睡眠期所占的比例和实际时间也并没有明显缩短或延长，"整夜做梦"和"梦多"的体验与各项睡眠参数并没有相互联系。

原来，主诉失眠伴多梦或失眠无梦的人所说的梦应该指的是梦感，而梦感又与情绪因素和性格特点有关。比如，性格内向的人，大多喜欢关注自身内部的感受，内心容易出现波动，故而睡眠比较表浅，容易被惊醒，常常能回忆起生动的梦境；情绪不安、抑郁或焦虑的人容易从梦中惊醒，使人主观上认为整夜都在做梦，自感梦多且睡而不实。临床上常常见到突然多梦的人，往往与受到七情所伤、心情不畅、睡眠不安有关，因此失眠者往往主观上伴有多梦。

如果你正在为做梦而感到烦恼，认为做梦影响了睡眠效果，让你出现了白天的许多不适症状。那么，请仔细地想一想，自己是否存在着各种烦恼？是否通过梦境也能体验到烦恼所带来的痛苦？

十三、你可能并没有失眠——失眠的检测

在循证医学不断发展的今天，需要具备客观的测评方法和客观的量化指标以对患者的失眠状况进行可视化的监测。

在工作的过程中遇见失眠的患者往往是通过四诊来采集病史，望闻问切对于病情的收集较为全面和准确，且辨证施治的效果往往也十分明显，但是经常会遇见这样的一些患者，他们对自己的睡眠状况拿捏不清，往往会放大自己的睡眠问题，经常诉苦自己整夜不能入睡。这样的一批患者中有相当一部分是

假性失眠，患者虽自述整夜未眠，但当家属询问夜间发生的一些事情时，患者又毫不知情，每逢我耐心地解释他的睡眠问题并没有他认为的那么糟糕时，患者给我的回应往往是质疑的眼神。在循证医学不断发展的今天，语言的力量往往显得如此苍白无力，失眠的客观化诊断标准也就有了它存在的必然性。所谓的标准也就是指具备客观的测评方法和客观的量化指标以对患者的失眠状况进行可视化的监测，美国哈佛大学医学院的CPC- 测评分析技术正是恰到好处地解决了这一问题。

什么是CPC- 测评分析技术呢？简单来说，它就是一个睡眠质量的测评仪器。可以较为准确和客观地对失眠进行科学的评估，而且由于产品小、便于携带、能够在最自然的情况下对睡眠状况进行检测，因而得到了广泛的认可。CPC 的应用无疑将会为每一位失眠患者描绘出较为清晰准确的睡眠状况鸟瞰图，进而更科学地指导临床实践。

第二篇

难说晚安——失眠一定是有原因的

一、谁偷走了你的睡眠——话说失眠

> ▶▶▶
>
> 有一个事实是：失眠只是一个结果，而不是起因；失眠只是一种表现，而不是疾病。造成失眠这个结果的原因，是一个人糟糕的身体或精神状态。

白岩松，是一位我非常尊敬的新闻人，他睿智、理性、正直。我喜欢看他的《痛并快乐着》，在字里行间中感受他的喜怒哀乐。在书中，他坦言自己也曾失眠过，和失眠做斗争的日子，就如同一场轰轰烈烈的战争，虽然惨烈，却不知如何与人言说。

人们常说："牙痛不是病，疼起来要人命。"失眠其实也是一样，平日里，把失眠当病的人并不太多，可一旦成了慢性失眠，那种折磨就犹如软刀子杀人，内心的绝望和挣扎只有自己才能深刻体会。

人们经常说早睡早起身体好。但是世界上的事情永远不会那么完美。对于很多人来说早睡早起几乎是奢望，他们入睡困难或者不能熟睡。或者夜里经常醒来，之后无法再入睡。还有些人虽然能够入睡，但是早上醒来以后却感到全身乏力。有些人的失眠可能是阶段性的，有的人则长期经受着失眠的折磨。

因此，在每一个看似美好的夜晚，有太多的人畏惧着长夜，畏惧着自己的无眠。那种恨自己的怒、怜自己的怨都只能停留在自己的内心。长夜无眠除了和孤灯相伴，剩下的便是无尽的怨恨和沮丧。

从婴儿期到老年，无论哪个年龄段都会出现睡眠问题，并且发生的频率随着年龄的增大而增加。对失眠的朋友来说，常常会认为是失眠造成了自己糟糕的现状，所以试图去治疗失眠；认为失眠是最终的疾病，所以会去吃药。很多医生也一样，不去找病人失眠的原因，而只是一味给病人开安眠药。

有一个事实是：失眠只是一个结果，而不是起因；失眠只是一种表现，而不是疾病。造成失眠这个结果的原因，是一个人糟糕的身体或精神状态。

对于失眠，我们首先要做的事情就是找出失眠的类型，并明白是什么原因引起了失眠。失眠有很多不同的类型，而且引起的原因也不尽相同。因此并没有一种万能的解决之道可以适合所有的失眠症患者，事实上医生所给出的具体建议，可能对于某一位患者十分有效，而对另一位患者毫无效果。所以患者应该了解自身失眠背后的实际原因，从而找到一种对自己最有效的治疗方法。

先断病源，再治病灶。先除病根，再防病发。失眠也如是。

失眠的原因有很多，我们先从下面的问题入手，以了解自己的睡眠情况。

1. 工作日你通常何时就寝和起床？

2. 周末你通常何时就寝和起床？

3. 你是否有相对比较规律的就寝和起床时间？

4. 你从就寝到入睡一般需要多长时间？入睡有困难吗？

5. 你夜里经常醒来吗？能醒几次？醒来后能再入睡吗？

6. 你平均每晚睡多长时间？

7. 你每天是否会坚持午睡？一般多长时间？

8. 你曾经因为前一晚的睡眠缺失而发生意外或者差点发生意外吗？

9. 你醒来时床单和被子是否很乱？

10. 你的工作是否是倒班制？

11. 你的失眠最早从什么时候开始？之前几个月内发生了什么事情？

12. 你在夜晚腿部抽动吗？你的床伴有因此抱怨过吗？

13. 你的爱人是否抱怨你鼾声过大？你会有超过 10 秒停止呼吸吗？

14. 你最近爱做噩梦吗？

15. 你晚上会磨牙吗？

16. 你仍然经常尿床吗？

17. 你会出现梦游的现象吗？

18. 你白天会因为失眠感到疲倦吗？它会影响你每天的工作和生活吗？

19. 一到睡觉时间，你会害怕睡不着吗？

20. 身边的人是否会说你睡得可以，而你却认为睡得不好？

二、无忧才是入睡方——抑郁导致失眠

▶ ▶ ▶

> 多数人很难将失眠与抑郁症联系起来，殊不知，失眠有可能是抑郁症的先兆，而长时间的严重失眠很可能会发展成为抑郁症，而抑郁症又会加重失眠，形成恶性循环，使抑郁症的治疗难度倍增。

2015年3月24日，德翼航空编号为4U9525的航班在从西班牙巴塞罗那飞往德国杜塞尔多夫途中，坠毁于法国上普罗旺斯阿尔卑斯省山区，造成机上144名乘客和6名机组人员全部遇难。随后，法方与德方对客机坠毁的原因展开了调查。现已经可以确定，该航班的副驾驶员卢比茨故意驾驶飞机撞向阿尔卑斯山，人为制造了这起坠机事故。之前他因抑郁症接受过治疗，由于担心自己的飞行许可被吊销，故向航空公司隐瞒了自己的病情。就在坠机当天，他还请了病假，但是不知什么原因，又回到了机组执行飞行任务，造成了这次惨剧。

"检查一个人的心理，远比检查行李箱、鞋底或者内裤里面放置的炸弹要难得多！"美国《野兽日报》这样评价。此次空难之后，欧洲多国已要求驾驶舱必须同时有两名飞行员，中国民用航空局也紧急要求各航空公司飞行中驾驶舱内必须保持2人或以上，以防患于未然。至此，飞行员的心理问题受到全

世界的关注。

抑郁症有明显的特征，综合起来有三大主要症状，就是情绪低落、思维迟缓和运动抑制。

情绪低落就是高兴不起来，轻时只感觉闷闷不乐、无愉快感、兴趣减退，重者痛不欲生、悲观绝望、度日如年、生不如死，觉得自己活得没有意义，没有价值，认为"结束自己的生命是一种解脱"，"自己活在世上是多余的人"，有时会将自杀企图发展成自杀行为。这是抑郁症最危险的症状，应提高警惕。

思维迟缓就是自觉脑子不好使，记不住事，思考问题困难，觉得脑子空空的，变笨了，"脑子好像是生了锈的机器"，"脑子像涂了一层糨糊一样"。

运动抑制就是什么也不想干、浑身发懒、走路缓慢、言语变少等，严重的可能不吃不动，生活不能自理。

不能忽视的是，抑郁症常伴有顽固性失眠，发生率高达98%。典型的特点是容易早醒，尤其是在凌晨 3～5 点醒来，此时情绪低落，自杀的危险最大。

我的一位失眠患者的描述至今让我记忆犹新：

"我结婚比较早，因为小时候家庭不好，所以早早就结了婚。其实我这个结婚不算真正意义上的结婚，只是我找了个男人在一起了。因为两个人结婚的时候都比较小，而我老公那时候很听他妈的话，所以我们俩经常打架。那几年里，我承受了太多的失眠之夜，我忘了什么时候开始抑郁的。当我知道老公出轨后，感觉非常难过和无助。在我宫外孕手术后，每天房间的窗帘都是拉上的，我害怕见光，每天都不愿意说话。终于有一天我迷迷糊糊地拿了刀片要割手腕，照着手腕划下去的刹那，突然清醒了。我扔了刀片，还好我没有用全力，只是流了一点血，我自己拿了布把伤口包了起来。而我老公，回到家竟然也没有问，我的心瞬间跌到谷底。这就是3年来我的真实写照。抑郁症真是一种很奇怪的病，你仿佛被吸入一个深不见底的黑洞，对一切都失去了兴趣。"

确实，抑郁猛于虎，它甚至可以毁掉一个人的幸福。

不过，多数人很难将失眠与抑郁症联系起来，殊不知，失眠有可能是抑郁症的先兆，而长时间的严重失眠很可能会发展成为抑郁症，而抑郁症又会加重失眠，形成恶性循环，使抑郁症的治疗难度倍增。

美国新一代心理治疗专家设计出一套抑郁症的自我诊断表"伯恩斯抑郁症清单（BDC）"，可帮助你快速诊断你是否存在着抑郁症。请在符合你情绪的项上打分：如果是没有得0分，轻度得1分，中度得2分，严重得3分。

1.悲伤：你是否一直感到伤心或悲哀？

2.泄气：你是否感到前景渺茫？

3.缺乏自尊：你是否觉得自己没有价值或自以为是一个失败者？

4.自卑：你是否觉得力不从心或自叹比不上别人？

5.内疚：你是否对任何事都自责？

6.犹豫：你是否在做决定时犹豫不决？

7.焦躁不安：这段时间你是否一直处于愤怒和不满状态？

8.对生活丧失兴趣：你对事业、家庭、爱好或朋友是否丧失了兴趣？

9. 丧失动机：你是否感到一蹶不振，做事情毫无动力？

10. 自我印象可怜：你是否以为自己已衰老或失去魅力？

11. 食欲变化：你是否感到食欲不振或情不自禁地暴饮暴食？

12. 睡眠变化：你是否患有失眠症或整天感到体力不支、昏昏欲睡？

13. 丧失性欲：你是否丧失了对性的兴趣？

14. 臆想症：你是否经常担心自己的健康？

15. 自杀冲动：你是否认为生存没有价值，或生不如死？

测试后，请算出你的总分并评出你的抑郁程度。

0～4分，没有抑郁症。

5～10分，偶尔有抑郁情绪。

11～20分，有轻度抑郁。

21～30分，有中度抑郁。

31～45分，有重度抑郁。

三、坚强背后的脆弱——压力过大可致失眠

　　研究表明，白天的压力会增加全天应激激素的分泌，使我们身心一直处于紧张状态，我们可能会感到心慌、胸闷、不安、不知所措，或者老觉得时间不够用等，这就是压力影响睡眠的原因所在。

　　小青大学毕业后就一直留在了她梦想获得成功的城市。从校门出来，好强的小青什么活都做过，她不怕吃苦，有时候甚至还身兼好几份工作，小青之所以这样辛苦，是因为她想多学习一些东西，多接触一些事物，好早日有出头之日。功夫不负有心人，经过一番努力，小青终于成为一家私企的业务经理，坐在她梦想已久的宽敞办公室里，小青却没有丝毫的开心，在这里的工作压力一点都不小于她以前的工作，各方面的事情都要她来处理，有时候甚至加班到深夜。由于长时间的工作压力及睡眠不足，小青最近出现了晚上睡不着，白天没精神的症状，白天越是累晚上却越是睡不着，就这样循环着，小青觉得自己的身体就要垮了。

　　引发小青失眠的原因我想大家可以理解，长期生活在压力中，身体长期处于应激状态，必然会对身体的自主神经造成损害，所幸的是，小青来院及时，通过一段时间的用药和心理治疗，失眠的症状自然消失了。

　　应激反应是我们面对威胁或压力时不由自主产生的生理变化，比如我们的心跳、呼吸会加快，血压升高，出汗，等等。应激反应也被我们称为"战斗或逃跑"的反应，起初它可以帮助我们的祖先快速逃离有危险的处境，如猛兽攻击等。但现在，说起来或许有些讽刺，本来用于帮助人类活下来的应激反应，现在却反过来伤害着我们。

　　许多不适当的应激反应会引发各种健康问题，包括：

　　1.肌肉酸痛。

　　2.头痛、背部疼痛。

　　3.心慌、胸闷、心跳加速、心律不齐、心脏结构改变、心血管疾病风险增加。

4. 血压和血脂升高。

5. 胃肠问题、肠易激综合征、结肠炎、消化不良、便秘、腹泻。

6. 不孕症、经前期综合征、更年期综合征。

7. 焦虑、恐慌、愤怒、抑郁等。

难道压力都是有害的吗？答案是否定的，我们无法避免所有的压力，况且有些压力是正面的，是我们每个人成长和日常生活中必不可少的一部分，如乔迁新居、孩子出生、考试、结婚等。一定的压力可以提高学习及办事效率，调动人的积极性。而没有压力的生活其实是没有挑战、改变和成长的生活。然而，压力过大或持续时间过长就会成为问题。

过多的应激反应当然也会影响睡眠，白天压力越频繁越强烈，晚上睡不好的概率就越高。研究表明，白天的压力会增加全天应激激素的分泌，使我们身心一直处于紧张状态，我们可能会感到心慌、胸闷、不安、不知所措，或者老觉得时间不够用等，这就是压力影响睡眠的原因所在。换句话说，当我们白天面对压力时，应激激素不仅会在白天增加，晚上也会持续增加，使我们更容易失眠。

现如今，人们为了自己的生计及地位，不断地给自己施加压力，使自己的身体处在超负荷运转中，导致身体自主神经的紊乱，出现失眠的症状，严重的就会影响到工作及生活。因此，在日常生活中要有觉察自我压力的能力，避免影响自身的健康，忍受失眠的痛苦。

下面是两个压力测试表，请认真阅读。

按照不同领域的压力，圈出符合你实际情况的压力等级。1 代表毫无压力，10 代表压力最大。

表 1　压力测试表 1

领域	压力等级									
工作	1	2	3	4	5	6	7	8	9	10
家庭	1	2	3	4	5	6	7	8	9	10
社会生活	1	2	3	4	5	6	7	8	9	10
健康	1	2	3	4	5	6	7	8	9	10
生活状况	1	2	3	4	5	6	7	8	9	10
邻里关系	1	2	3	4	5	6	7	8	9	10

以下清单就是一些常见的压力警讯，每周自我审视一次，有相符情况就标√。

表 2　压力测试表 2

压力警讯	有	压力警讯	有
感到挫败或生气	☐	心怦怦直跳	☐
躁动不安	☐	呼吸浅且不规律	☐
紧张	☐	头痛	☐
脖子或肩膀僵硬	☐	胃痛，胃胀，消化不良、腹泻或便秘	☐
手心发冷或出汗	☐	尿频	☐

四、不想睡还是不能睡——手机的过度使用

▶ ▶ ▶

　　我们现在能做的就是：在睡前用手机、平板电脑时把亮度调到最低。或者干脆拿起纸质的书本吧。

　　3月21日是世界睡眠日，晚上我在电视上看到这样一则新闻：

　　下午，记者在街头随机采访了50位市民，其中有一半的市民表示睡前喜欢玩电子产品。市民张女士告诉记者："我每晚10点半上床睡觉，但躺在被窝里经常拿着手机刷微信朋友圈和微博、玩游戏、看电子书、看视频、浏览网页等，时间在指尖不知不觉流失，而且人是越来越有精神，根本睡不着。往往玩到11点多才睡觉。"

　　"不管几点躺到床上，睡前一定要拿着手机玩一会儿。"市民江女士告诉记者，她平时工作比较忙，晚上会有一种舍不得睡的感觉，看电影、刷微信，不知不觉就到了后半夜。

　　王先生表示，自己是一名小学老师，因为作息较为规律，他的睡眠质量较高。但由于每天早上7点多要赶到学校，因此起床太早，但晚上还是会玩一会儿手机才能睡着，每天大概只能睡6个小时，睡眠时间并不是很够。

　　不少人尤其是年轻群体，晚睡基本都是被手机、电脑等电

子产品拖延着。不少人表示"微信朋友圈刷了好几遍,就是不想睡觉"。晚上洗漱完毕后,许多人会躺在床上拿起手机或平板电脑玩一会儿,有的人甚至迟迟不愿关掉电脑,即使深夜了仍然精神百倍。据美国《健康》杂志报道,正是这些电子产品让人睡不着觉。

越来越多的研究结果显示,屏幕发出的蓝光(常见于电脑、手机、电视和其他电子设备)波长非常接近于日光,会让我们误认为一直处于白昼的状态,抑制褪黑激素的生成,扰乱我们的生物钟。另外,手机、电脑等自发光性质的阅读器所放射出的蓝光,能增强我们的警觉性和兴奋性,上床入睡前如果使用这些阅读器会影响睡眠,导致我们的快速眼动睡眠减少,而快速眼动睡眠是恢复脑力的很重要的一个睡眠阶段,这部分睡眠减少的话,早起就会觉得很疲劳。

另外,睡前玩电子产品对身体有很大危害。电子产品对人体都有辐射,特别是电子产品充电时,辐射会比平时增加5～10倍,这是睡前玩电子产品最大的隐患所在。但很多人习惯在睡前边给手机充电边玩手机,身体受到的辐射大大增加。

所以,我们现在能做的就是:在睡前用手机、平板电脑时把亮度调到最低。或者干脆拿起纸质的书本吧。

五、心不静怎能睡得香——焦虑可致失眠

▶▶▶

对于现代人来说，没有什么是比静心更难的事，诱惑、梦想、欲望……每天在我们的眼前变来换去，想让心静下来是困难的。心静不下来，夜晚来临的时候，躺下又怎能安眠呢？

前两天，看到很久不见的老同学小王，不知为何他憔悴了很多，只见他不停地踱来踱去，安静不下来，一副焦急的样子。

进了家，小王就迫不及待地和我说起他的烦恼："这几年过得真不容易，本来和老婆商量好，攒点钱就买套大一点的房子，结果工资涨不过房价，这个愿望至今没有实现，为此，老婆没少数落我，吵架成了家常便饭。说进股市看看吧，买的股票跌得多涨得少，辛辛苦苦攒的钱打了水漂。屋漏偏逢连夜雨，半年前孩子突然不去上学了。本来工作压力就很大，再加上这些家庭的琐事，我觉得自己每天好像都是在提心吊胆地活着，生怕哪方面的负担摆不平，就会从现在这条本就不宽阔的生活钢丝上掉下去。刚开始，我还经常通过和朋友聊天等方法缓解紧张情绪，可最近越来越没有效果，特别是这1个月来，我每天晚上躺在床上，总是想这些头痛的事情。越想越睡

不着，越睡不着想的事越多，觉得自己好像掉进了一个恶性循环的圈子里。白天过得也不舒服，除了头晕、胸闷和心慌等以外，有时还觉得肌肉一阵阵的紧张甚至震颤。每天白天我都在想：自己晚上睡不着怎么办？会不会很难受？前两天，我还去了一趟医院，检查的结果是焦虑症。"

其实，焦虑是人为了生存而发展出来的一种适应机制，比如在考试中，我们会有一些焦虑，但这可以使我们头脑清醒，思维变得敏捷。所以，适度的焦虑可以增加我们的警觉性，提高办事效率。然而过分的焦虑则让人惶惶不安、不知所措。长期的焦虑会导致我们的免疫力下降。一旦我们把焦虑带到床上，焦虑导致的大脑皮层兴奋就会扰乱我们的睡眠节律。长此以往，我们的睡眠就成了问题。

患焦虑症的人尽管身体不适，精神痛苦，医生却检查不出任何器质性病变。它突出的特点是：经常性地感到恐惧不安、提心吊胆、紧张焦虑，似乎大祸临头，好像面临着什么危险或严重威胁一样。一般情况下，患焦虑症的人都有不同程度的失眠。

对于现代人来说，没有什么是比静心更难的事，诱惑、梦想、欲望……每天在我们的眼前变来换去，想让心静下来是困难的。心静不下来，夜晚来临的时候，躺下又怎能安眠呢？一幕又一幕的白日电影放着，明天的情节在构思之中，睡眠的时间就被一点一点挤占着。生活还算正常时，我们不觉得怎样。但当内心的战争来了，当我们夜夜苦熬着，等待黎明到来时，就会突然发现，要是能静下来，那才会离幸福近些。

下面是一个焦虑自测量表，不妨给自己打打分，如果其中

3 个或者更多的问题，你的回答是肯定的，就要考虑自己的失眠可能是过于焦虑造成的；如果对其中 5 个或更多的问题回答是肯定的，就应当寻求专业帮助了。

焦虑问卷：

1. 你经常无缘无故地感到不安、易怒或者紧张吗？

2. 你的心脏经常不受控制地狂跳吗？

3. 你的双手经常出汗，黏黏的或者异常冰冷吗？

4. 你很难慢下来或者放松吗？

5. 你经常扁桃体发炎吗？

6. 你经常感到不安全或焦虑吗？

7. 你经常感到心神不宁吗？

8. 你正在担心有什么灾祸发生吗？

9. 你会很难集中精神或突然觉得头脑一片空白吗？

10. 你会担心自己说的话伤害到别人吗？

11. 你经常莫名其妙地觉得很累吗？

12. 你很容易担忧吗？

13. 你经常感到惶恐或无所适从吗？

14. 你比其他人更容易担心未来吗？

六、无处安放的双腿——不宁腿综合征

> ▶ ▶ ▶
> 当你在晚上睡觉时，一躺下腿就开始不适，如虫爬、酸胀感等。只有下床走走或者捶打下肢才能减轻。一旦再躺下，上述感觉会再次出现或加重，严重时会影响睡眠。这时就要考虑是否患有"不宁腿综合征"。

张女士今年 70 岁，从 10 年前开始，她每到晚上休息时，就感觉小腿酸胀不舒服，下床活动后这种感觉就消失，卧床后又重复出现。开始是一条腿，持续时间也短，不舒服的程度也轻，可以忍受。几年后症状累及另一条腿，持续时间延长，难以忍受。一到晚上她就床上床下折腾，不仅自己休息不好，还影响到家人。由于晚上休息不好，白天注意力不集中，工作效率变得很低，性格也是急躁易怒。10 年痛苦不堪的感受，让她恐惧夜晚的到来。为此她曾就诊于多家大医院。前些年被诊断为"神经衰弱"。近年又被诊断为"躯体化感觉障碍""抑郁症"。最近才被诊断为"不宁腿综合征"。

不宁腿综合征又叫不安腿综合征，这个病的主要特点是下肢会有难以忍受的、痛苦的异常感觉。这种异常感觉常常累及小腿深部的肌肉或骨头，尤其以腓肠肌最常见，也就是我们平时说的"小腿肚子"。人们会感觉在下肢深部有蚂蚁爬或虫子

咬、瘙痒感、刺痛、烧灼感、蠕动感等不适，有时也难以形容，有的人可能会累及上肢。夜间睡觉时，症状变得强烈，典型者在 23 点到次日凌晨 4 点症状最为严重。患此病的人被迫踢腿、活动关节或者按摩腿部，感觉"没有一个舒适的地方可以安放自己的双腿"。严重者要起床不停地走路，部分人需要不停地敲打腿部，方可得到缓解。

大约 90% 的不宁腿综合征伴发失眠，由于夜间失眠，导致白天嗜睡，工作能力下降，甚至导致记忆力衰退。

当你在晚上睡觉时，一躺下腿就开始不适，如虫爬、酸胀感等。只有下床走走或者捶打下肢才能减轻。一旦再躺下，上述感觉会再次出现或加重，严重时会影响睡眠。这时就要考虑是否患有"不宁腿综合征"。

七、动静不结合，如何睡得好——运动与失眠

一般来说，睡前 3 ～ 6 个小时活动筋骨最有助于睡眠，而睡前 3 个小时内运动则会让你更难以入睡。

为了维持体重，我每天都有在跳舞毯上跳舞的习惯，一般在晚上的 7 点左右，跳 40 分钟，浑身出汗，然后一冲澡，非常舒服。可有一天，由于家里来客人，等客人走后，已是晚上 10 点多了，明知道此刻运动有可能影响睡眠，可是减肥心切，

就又跳了 30 分钟。晚上 11 点多躺下，发现自己睡意全无，于是拿起枕边的书看了起来，直到凌晨 1 点才来了睡意。

我们一般都认为不运动的人会失眠，为什么运动后也会失眠呢？

原来，运动后我们的神经仍然会处于兴奋的状态，体温也会居高不下，令人一时难以入睡。尤其是配有较强音乐的大运动量有氧操，更容易给神经较敏感的人造成睡眠困难。一般来说，睡前 3 ～ 6 个小时活动筋骨最有助于睡眠，而睡前 3 个小时内运动则会让你更难以入睡。

运动不当会致失眠，那么长期久坐的人会怎样呢？

在太原某高校上班的小江是"久坐大军"中的一员，每天一早出门，乘坐 1 个小时的学校班车到单位后，便开始了久坐不动的一天。小江说："现在天气是越来越冷，我窝在电脑前一点都不想动，有时连午饭都懒得去食堂吃，叫了外卖在办公桌前解决。"和小江一样的上班族还有许多，他们对久坐绝不陌生，每天乘车或开车上下班，到了办公室后，只要一坐下来，屁股和椅子就很难分家。除了上厕所、吃饭等，绝不轻易站起来。双休日也同样缺乏运动。

美国非营利机构"全美睡眠基金会"发布了一项调查报告，说每天至少锻炼 10 分钟，避免久坐，可以有益于睡眠和提高睡眠质量。该研究结果显示，久坐与人们相对较差的睡眠质量相关。每天久坐时间超过 8 个小时，对睡眠有着不良影响。经常久坐者白天犯困的概率是经常锻炼者的近 3 倍，且更容易打瞌睡和出现睡眠窒息症状。

看来，为了我们有个高质量的睡眠，动静结合，恰当运动也很重要。

八、到底有没有睡着——主观性失眠

> ▶ ▶ ▶
> 　　主观性失眠是失眠的人对睡眠状态的不良感知，心理学又称之为"预期性焦虑"。

　　"医生，我妈妈已经住了这么多天了，怎么失眠还是不见好转呢？"郝阿姨的小女儿焦急地问我。

　　郝阿姨因为夜眠差，心情不好，已经住院两周了。护士的交班报告总是反映睡眠情况良好，但医生查房时郝阿姨就说夜里没睡着。为说明她的真实睡眠情况，我们给她做了 24 小时动态脑电图，还特地让夜班护士在每次查房时带上笔，在她的脸上画圈。面对检查结果和脸上多出来的圈圈，郝阿姨虽然不能解释，但仍然强调她没有睡着。

　　郝阿姨的这种症状称为主观性失眠，是本人对睡眠状态的不良感知，心理学又称之为"预期性焦虑"。主要特点为主观感觉与客观睡眠的不一致，可见于任何年龄，老年女性更为常见。他们夸大其入睡困难和低估其睡眠维持时间是普遍现象。常将失眠看作生活中最重要的事，白天沉浸在失眠的焦虑中，夜晚把失眠当成无法战胜的恶魔，对自己"失眠"的事实坚信不疑，并能具体描述为入睡困难、睡眠不足或完全失眠。

　　主观性失眠的人，多导睡眠图显示睡眠时间正常，唤醒与觉醒次数也正常，睡眠结构正常，但这样的结果往往也无法动摇本人对自己睡眠不良的认知。其实他们并不缺觉，往往是把正常睡眠活动错误地感觉为是醒时的状态，由于对睡眠的感知不良，才会在主观上认为自己失眠。

　　不过，如果这种主观感受不改变，会给身体带来一些影响，比如容易出现紧张、出汗、心悸等症状。同时由于担心晚上睡不着，自主神经常处于紧张状态，激素分泌受到影响，还会出现消化能力下降、腹胀等问题。

　　因此，有这种症状的人可尝试自我调节生活规律，比如白天尽量不沾床，晚上等困了再上床。而且最重要的是，要经常提醒自己只是感觉出了问题，要努力相信自己是睡得好的。如果自我调节不好，就需请求医生帮忙了。

九、不由自主要运动的腿——周期性肢体运动障碍

　　如果发作次数过于频繁，会导致唤醒或醒后不能再入睡。轻微的发作一般不会影响睡眠，较严重的通常会表现为夜醒次数多和白天有过度睡意。

　　老张今年 60 岁，最近老伴经常在睡眠中被他踢醒，醒来后却发现老张还在呼呼大睡，并没有醒来，早上生气地询问老

张为什么要踢她，老张却一脸的茫然，矢口否认。连续 10 天都是这样，老伴实在受不了了，提出要到另一间卧室去睡，老张很无奈，不知自己是怎么了。他确实也觉得自己睡眠质量不如以前，起床后精力不足，白天还常有明显的睡意。老张觉得还是该看看医生，于是到医院进行检查，通过整夜睡眠录像记录显示，老张在夜里隔一会儿就会像弹簧一样反复抽动左腿，过几分钟会自行停止。

老张的这种现象就是典型的周期性肢体运动障碍，它在老年人群中的发病率高达 20% ～ 60%，在青年期为 5%。常见的是大脚趾有节律地伸展，偶尔出现膝关节和髋关节的弯曲。这些动作每 5 ～ 90 秒出现 1 次，每次持续 0.5 ～ 5 秒，一般连续运动发作大于或等于 4 次，每小时会发作 5 次以上。主要发生在前半夜。

如果发作次数过于频繁，会导致唤醒或醒后不能再入睡。轻微的发作一般不会影响睡眠，较严重的通常会表现为夜醒次数多和白天有过度睡意。本人自己常意识不到肢体的运动及对睡眠的影响，但这种运动常常打扰同床者的睡眠。

这个病发生的原因还不明确，发病率随着年龄增长递增。

十、夜晚尖叫的宝贝——睡惊症

> 睡惊症通常出现在入睡后 2 个小时左右，即睡眠的前三分之一阶段出现，多在慢波睡眠的 3～4 期，发病率为 3%。随着年龄的增长，一般情况下症状会缓解、消失。

"为人父母，能把孩子健健康康带大，是一件挺不容易的事情。"洋洋的妈妈感慨地说。

洋洋被忧心忡忡的父母带来，这个 10 岁大的小男孩白天一切正常，但到了晚上，睡着 1 个多小时后，会突然尖叫着从床上坐起、双手紧抱被子、眼睛瞪着窗户，表情显得非常惊恐，含含糊糊地不知说些什么，似乎是看见了什么可怕的东西。妈妈赶紧把他搂在怀里安抚，几分钟后，妈妈把他放在床上，他也就继续安然入睡。第 2 天问他，他却说根本不知道晚上的任何事情。这种现象是从 1 年前开始的，以前一两个月出现 1 次。现在却非常频繁，1 周就会连续 3 个晚上出现。爸爸妈妈急了，带他到医院检查，最后，洋洋被诊断为"睡惊症"。

睡惊症是儿童时期常见的睡眠问题，一般多发于 4～12 岁。孩子在入睡后突然坐起尖叫、哭喊、瞪目直视或双眼紧闭，表情十分惊恐，并伴有心跳加快、呼吸急促、瞳孔扩大、大汗淋漓等，对周围的事物毫无反应，这时很难叫醒他。这种情况一般会持续 1 ~ 2 分钟，能自行缓解并继续入睡。次日并不能回忆起发作的经过。

睡惊症通常出现在入睡后 2 个小时左右，即睡眠的前三分之一阶段出现，多在慢波睡眠的 3 ~ 4 期，发病率为 3%。随着年龄的增长，一般情况下症状会缓解、消失。它与心理因素有关，如果孩子在白天看到一些恐怖的事，或受到批评、惊吓、与父母分离或吵架，以及一些意外事故等，易诱发睡惊症。另外，与性格特点也有关系，睡惊症的孩子通常都比较敏感、胆小。

下面就是睡惊症的常见原因：

1. 心理因素：意外事故、学习紧张、家庭冲突、生活压力、父母分离、看恐怖影视等均是重要的诱发因素。

2. 生理因素：过度疲劳、疾病、体质虚弱等均是诱发因素。

3. 遗传因素：50% 的睡惊症患儿具有家族遗传史。

4 ~ 12 岁的儿童，语言能力和思考能力都有了大幅提高，想象力也变得丰富，因此当这些不良刺激出现时，会使他们做各种各样的梦，也就可能导致孩子当晚或这几天夜里出现夜惊，如果孩子发作夜惊的情形不是很明显或偶尔发生，父母们则不必过分在意。要让孩子避免白天过度兴奋、劳累，合理安排生活，消除影响睡眠不安的各种因素，养成按时睡眠的好习惯。

十一、卧室的不适"气候"致失眠——室温与失眠

> 睡眠时虽然人们的感觉器官不如清醒时敏锐，但有时外界环境有一点点的不适合就可破坏正常睡眠甚至造成失眠。就如卧室的温度、湿度条件，都对睡眠有着不小的影响。

我们在睡眠中十分敏感，一旦环境中出现不良影响就可令睡眠质量降低，甚至直接导致失眠，就如卧室的温度、湿度条件，都对睡眠有着不小的影响。

记得我刚上班时，隔几天就得上夜班，那时办公条件不好，值班室到了冬天也没有暖气，在里面待一会，你都能感到鼻头的凉气，钻进冰凉的被窝，浑身打战，无法入眠。于是，我经常和一起值班的同事聊个通宵，再回家补觉。

温度是睡眠环境的重要构成因素，一般来说，室温在20℃～25℃时，人的新陈代谢水平稳定，有益于睡眠。当然了，与睡眠最直接有关的还是被窝内的温度。最适宜的被窝内温度为32℃～34℃，此时人睡得最舒服。如果温度过低，上床后要靠人的体温把被窝内温度升起来，皮肤必然会受到寒冷刺激，全身血管收缩，影响入睡。

不过，若是温度过高，甚至超过35℃，人的新陈代谢加

快，引起出汗，能量消耗增加，也会影响睡眠。记得在以前，家里还没装空调，到了炎炎夏日，家里像蒸笼一般，白天躺在床上，一会儿就是一身汗。到了夜晚，许多人会在院子里坐着，聊天，直到很晚才会去睡觉。不过躺在床上也是热得辗转反侧，很难入睡，醒后也是疲劳困倦的感觉。

湿度是睡眠环境的又一重要组成因素。夏季相对湿度不宜超过 70%；冬天相对湿度最好控制在不低于 35%。因为人在睡眠中会出汗，这样被窝的湿度会增加，如果皮肤受到刺激，会直接影响睡眠深度。

睡眠时虽然人们的感觉器官不如清醒时敏锐，但有时外界环境有一点点的不适合就可破坏正常睡眠甚至造成失眠。所以，卧室保持适宜的温度和湿度是有利于促进睡眠、防治失眠的。

十二、窗外噪音惹人烦——噪音和失眠

> 噪音级为 30～40 分贝是比较安静的正常环境；超过 50 分贝就会影响睡眠和休息。由于休息不足，疲劳不能消除，正常生理功能会受到一定的影响。

家住太原某小区的陈先生在微博上抱怨家附近工地夜间施工，噪音扰民。这一抱怨渐渐演变成"失眠日记"，开始频繁更新。

他在"失眠日记"中写道,"运土车一辆接着一辆,挖土机片刻不停,引擎轰鸣声实在太吵","工地噪音常常持续到晚上12点多","110、市执法局举报热线……能打的举报电话都打了,可是夜间施工还是时断时续,不停扰民"。

在 1999 年,芝加哥大学的睡眠专家就做过这样的实验:将小白鼠放在十分嘈杂的环境中,并不断记录小白鼠发射出的脑电波以确认小白鼠没有睡着。当小白鼠快要睡着的时候,音乐就会突然响起并且把它推向墙边,让其保持醒着的状态。小白鼠在这个环境里待了两周后死亡了,并且在其死亡的前夕发现了代谢亢进症状。也就是说,即使在完全静止的状态下也会消耗能量。而这也正是因为缺乏睡眠引起的。

一般来说,噪音级为 30 ~ 40 分贝是比较安静的正常环境;超过 50 分贝就会影响睡眠和休息,由于休息不足,疲劳不能消除,正常生理功能会受到一定的影响;70 分贝以上会干扰谈话,造成心烦意乱,精神不集中,影响工作效率,甚至发生事故;长期工作或生活在 90 分贝以上的噪音环境中,会严重影响听力和导致其他疾病的发生。

既然噪音污染危害不容忽视,那对于身处噪音环境中的居民来讲,减小噪音便是当务之急。可以选购质量好、噪音小的家电,家具最好选用木质家具;临街的住户可以用一些有吸音功能的建材装饰墙壁;把窗户换上隔音效果较好的双层玻璃,选择较厚的窗帘;要及时补充蛋白质和富含维生素 B 族的食物;还可以在窗边摆放较高大密集的绿色植物,也能发挥一定的吸音作用,还你一个清静的世界。

十三、你的床大有讲究——寝具与失眠

▶▶▶

　　所谓"舒适的睡眠"是非常主观的东西。只要本人感觉舒适，就算是舒适的睡眠。从这个意义上讲，按个人喜好挑选中意的寝具，是获得舒适睡眠最有效的方法。

　　睡眠好比健康银行，可以常存取，但不能透支。现在人们的入睡时间，与30年前相比，已经延长了1个小时左右。世界卫生组织调查显示，全球有29%的人存在各种睡眠问题，好睡眠俨然成了现代都市生活的"奢侈品"。

　　与人体密切接触的寝具用品是构成睡眠微环境的主要元素，包括被子、枕芯、床垫、床套等寝具。寝具的透气性、保温性、弹性、高度、长短乃至方位等多项要素，在某种程度上会影响你能否获得舒适的睡眠。

　　我们在睡觉时，全身肌肉处于松弛状态，新陈代谢约下降30%，出汗多，身体的散热量增加，体温下降，而人体85% ～ 90% 的身体部位在睡觉时会被寝具所覆盖，合适的寝具可以帮助人摆脱白天产生的诸多身体疲劳，能有效改善睡眠状况，并提高睡眠质量。

　　记得小时候，和全家人睡在土炕上，热乎乎的，觉得家是最温暖、炕是最舒服的地方，记忆中没有失眠的印象，总觉得睡不够，不想起来。后来去学校上学，睡在床上，还有点不适应，总觉得太软，不热。现如今成家已经20多年，已经习惯了自己家里的不软不硬的床垫，盖上自己喜欢的被子，枕着合适自己的颈椎枕，觉得哪里都不如自己家舒服。

睡眠是很个性的，能使自己获得舒适睡眠的寝具就是好的寝具。寝具的选择有科学的因素在内，即寝具应顺应我们的生理结构和特点，比如床不应太高，床垫不能太软或太硬，枕头不能太高也不应太低，被子最好舒适、轻便又温暖。

那么，怎样衡量寝具是否合适呢？有一个简单的办法：如果不是因为身体不适，而早晨起床时肌肉和关节的某处有疼痛和不舒服的感觉，这就意味着寝具是不合适的。

但大家又要看到，我们的睡眠更多地受控于个人因素。所谓"舒适的睡眠"是非常主观的东西。只要本人感觉舒适，就算是舒适的睡眠。从这个意义上讲，按个人喜好挑选中意的寝具，是获得舒适睡眠最有效的方法。

十四、胃不和则卧不安——饮食不当与失眠

▶▶▶ 但是你大概忽略了一个和生活最贴近的原因，那就是每天的饮食方式，这些饮食方式可能在不知不觉中让你夜夜辗转反侧，偷走你的睡眠。

大多数人都有过失眠的经历，引起失眠的因素很多，有的人因为疾病疼痛难以入眠，有的人因为生活压力心烦意乱，但是你大概忽略了一个和生活最贴近的原因，那就是每天的饮食方式，这些饮食方式可能在不知不觉中让你夜夜辗转反侧，偷走你的睡眠。

不少人夜里睡不着，有时会伴有胃胀、胃痛、泛酸等感觉。这就是《黄帝内经》中所说的"胃不和则卧不安"，意思是饮食不节，胃肠受损，胃气不和，就会导致失眠。睡觉时，人体器官大多处于较低效的状态。晚饭过饱或摄入过多高脂、高热、高蛋白的食物，会加重脾胃负担，使胃肠消化吸收功能减弱。一旦胃内食物不能及时排空，就会出现胃胀、胃中灼热等症状，从而影响睡眠。

现在，让我们了解一下饮食习惯与失眠的关系。

（一）咖啡因摄入过多

咖啡因会使人难以入睡。我们知道，咖啡因不单是咖啡中才有，茶、巧克力、汽水、可乐中均含有一定量的咖啡因，不少药物中也含有咖啡因。即使对咖啡因不太敏感，如果服食过量的话，也会出现失眠，如果每日服食咖啡因超过 600 毫克，就会出现失眠。咖啡因会刺激神经系统，使呼吸及心跳加快，它也会减少褪黑激素的分泌。早晨喝杯咖啡或茶，也许能让你从睡意中振奋精神。但是一些对咖啡因敏感的人，即使只是在下午喝杯热可可，也足以使他们在午夜时分瞪大双眼、辗转难眠。此外，咖啡因的利尿作用也会使你在半夜频跑厕所，如此一来，想睡个好觉的希望恐怕会落空。

（二）晚餐时间过晚或过于肥腻

晚餐时间过晚或吃得过饱，食用过于肥腻或者味道浓烈的食物，如肥肉、奶油、大蒜会发生消化不良，从而导致失眠。味精食用过多也会导致失眠。晚餐丰盛油腻或吃得太多太晚，会让胃内排空时间延长，胃、肠等器官在餐后的紧张工作会传送信息给大脑，引起大脑皮层活跃，致使夜里无法好好睡觉。

（三）部分食物导致腹部胀气

肚子胀满了气，令人不舒服也睡不着。如果腹部胀气常使你在夜晚不能好好睡一觉，那么少吃一些产气食物也许有帮助。可能导致腹部胀气的食物包括：豆类、包心菜、洋葱、球芽甘蓝、青椒、茄子、绿花椰菜、马铃薯、地瓜、玉米、香蕉、面包、柑橘类水果、芋头、柚子和添加山梨糖醇的饮料及甜点等。

（四）节食不当

现在，减肥是很多女性每天都在努力的事情，为了减肥常不吃晚餐。其实过分节食会导致身体缺乏足够的维生素、矿物质或其他营养，从而出现失眠、虚脱、烦躁、情绪低落等问题。

（五）辛辣食物干扰睡眠

大蒜、辣椒及生洋葱等辛辣的食物会导致一部分人胃部灼热及消化不良，从而也会干扰睡眠。

所以，想要睡得好，饮食习惯很重要。

十五、喝酒助眠不靠谱——酒精依赖性睡眠障碍

> ▶▶▶
> 　　借酒来医治失眠，只能收一时之效，绝不是长远的
> 办法，如果因此养成嗜酒的习惯，更是得不偿失。

　　江先生最近经常失眠，他听一位朋友说睡前喝杯酒能够促进睡眠。江先生照此行事，自我感觉效果还不错。据了解，喝酒促睡眠在失眠人群中还颇有市场，不少人还以此作为治疗失眠的手段。

　　上周我们科接诊了一名30多岁的男士小李，进医院时满嘴酒气，全身抽搐，意识模糊，经过抢救后苏醒过来。家人介绍，2年前小李出现彻夜难眠，服用过安眠药，效果不佳。偶尔的一次聚会，小李发现喝完白酒后睡眠效果不错，从此每晚放弃吃药，以酒代药，开始是一小杯，效果尚可。可是几个月后，发现效果不如以前，又加到一大杯，到现在发展到每晚喝一瓶白酒，此后无法自拔，染上酒瘾，天天大量饮酒。进医院的前一天晚上，还喝了500克白酒。结果早上突然出现抽搐症状，家人立即将他送到医院。

　　许多失眠的朋友在认知上存在着一定的误区，觉得酒精有助于睡眠，这是十分错误的想法。确实，酒可以麻痹神经系统让人快速入睡，但是长期下来失眠的状况会越来越糟，导致喝

的酒也会越来越多，最后变成不喝酒就无法进入睡眠，酒精成瘾。

那么，喝酒对睡眠有什么影响呢？

睡前喝酒可以使睡眠变浅，浅睡眠时间延长，中途醒转次数也增多，使睡眠变得断断续续。此外，酒精被人体分解后会产生乙醛，如果醉酒后即刻入睡，乙醛在体内循环会导致一定程度的脱水，令人出现口干舌燥的感觉，导致夜里频繁醒来，更难以入睡。

此外，个人体质不同，对酒精的承受力和反应也不同，有的人喝了酒可能对神经元产生抑制作用，表现为昏昏欲睡，有的人喝了酒反而精神兴奋，难以入眠。

所以，靠喝酒来医治失眠，不是一个长期的办法，不仅治不了失眠，还会因此引起酒精依赖，酒量变得越来越大，而过量饮酒会直接损害心、脑、胃、肠等内部脏器，并可导致高血压、糖尿病等疾病的发生。另外，酒精依赖还会引起情绪上的变化，许多人不喝酒心里就感觉不舒服，不舒服就更想喝，最终陷入慢性失眠的恶性循环中。据调查显示，10个慢性失眠者中，有1个是酒精依赖惹的祸。

借酒来医治失眠，只能收一时之效，绝不是长远的办法，如果因此养成嗜酒的习惯，更是得不偿失。

十六、舍不得睡、舍不得起——睡眠时相延迟综合征

> 晚睡会导致褪黑素分泌减少，与我们内在自然时钟不吻合，出现"倒时差"现象。

有人说"吃得下，拉得出，睡得着"就是健康了，这话说得糙也片面，但还是有些道理。睡觉实在是人生的大事，因为睡不好、睡不着而痛不欲生的也大有人在。虽然人人都知道睡觉重要，但舍不得睡、舍不得起的人也不少。

小高是个"夜猫子"，但最近由于找了份工作，需要朝九晚五，这可难坏了小高，每天上午总是头昏脑涨，到下午才有精神，晚上早早上床准备睡觉，可是怎么也睡不着。

"晚上不睡、白天不醒"，这是许多家长对自家"不靠谱"孩子的评价。殊不知，这样时间长了会罹患病症，医学上称之为"睡眠时相延迟综合征"，它是一种与生物钟有关的睡眠问题。你可能在凌晨两三点钟才有睡意，一睡睡到下午 1 点。整个睡眠周期没有异常。这和多数人从晚上 11 点睡到第 2 天早上 7 点是一样的，精力充沛，不会感到疲劳。

不过，晚睡晚起有可能诱发不同程度的工作、学习、社会功能障碍。晚睡会导致褪黑素分泌减少，与我们内在自然时钟不吻合，出现"倒时差"现象。晚睡者一般易疲劳、常感冒；

还会引起心情低落、易发脾气、焦虑等情绪问题；还可诱发梦游症等睡眠疾病；30岁后，随着新陈代谢减缓，修复功能减弱，容易引发肝病等疾病。

当然，还有一种例外，有些人天生就是晚睡晚起者，但这种人所占比例非常少。

十七、脑卒中后难入眠——失眠与疾病

> ▶ ▶ ▶
>
> 脑梗死后脑组织缺血，导致掌管睡眠和觉醒的神经递质的释放发生了变化，其中多巴胺释放增加，而去甲肾上腺素和五羟色胺含量明显减少，影响了人的睡眠和觉醒的调节。

在我们科，天天都能见到脑梗死的患者，每次查房，我都会关心他们的睡眠问题，但得到的回答大部分是睡不好，甚至有些人会好几天彻夜难眠，白天昏昏沉沉，晚上干瞪眼，弄得陪侍的家属苦不堪言，病人也是雪上加霜。

老王刚刚50岁，平素自认为身体非常好，可就在前几天吃早饭时，忽然发现右侧肢体不听使唤，快速拨打120后送到我科，核磁检查发现是大面积的脑梗死，家人、孩子慌了，他自己也是焦急万分。经过几天治疗，病情得到控制，但他的睡眠却非常糟糕，白天会偶尔合合眼，一到晚上，大脑就开始不停地运作，清醒如白天一般，再加上不能活动的一侧肢体，让他觉得这日子真是难熬。

严奶奶患脑梗死住进医院已经 1 周多了，病情虽得到了控制，但近几日严奶奶白天总是睡觉，叫也叫不醒，一到晚上却来了精神，要吃东西，还经常吵闹，使得其他病友都不能好好休息，我们给严奶奶开了调整睡眠的药，情况才得到改善。

他们为什么会这样呢？

原来脑梗死 3 ～ 5 天后会出现睡眠障碍，主要表现为入睡困难，睡着了又易醒，醒来以后很难入睡，白天困倦，睡眠日夜颠倒。

究其原因为：脑梗死后脑组织缺血，导致掌管睡眠和觉醒的神经递质的释放发生了变化，其中多巴胺释放增加，而去甲肾上腺素和五羟色胺含量明显减少，影响了人的睡眠和觉醒的调节。

不仅是脑部的疾病可以导致失眠，许多的生理疾病都与失眠有关。

如慢性支气管炎、慢性阻塞性肺气肿等都可以诱发失眠；慢性肾衰竭时的失眠，常常是短而破碎，只有肾透析或肾移植才能有效解决；糖尿病、尿崩症、泌尿系统感染引起的尿频，也可干扰睡眠，诱发失眠；过敏性疾病也常常干扰睡眠，如皮肤瘙痒、鼻阻塞、咳嗽等也可使睡眠无法进行，诱发失眠；如果存在一些消化系统疾病如溃疡病、肠炎、痢疾等造成腹痛、烧心、恶心、呕吐、腹泻及发热等症状，也会明显干扰正常睡眠；骨骼、肌肉、关节的炎症和疼痛是临床上常见的疾病，也会不同程度地引起睡眠障碍，诱发失眠。

身体内的化学元素不平衡，激素失调和其他的医学问题都可能造成个人的睡眠问题，因此，你如果睡眠不好，应当首先想到的就是去医院做全面的检查，以排除疾病的原因。

十八、对失眠的恐惧导致失眠——心理生理性失眠

> 　　我们总在担心事情坏的一面，而其实它根本没有发生，但苦难来自于我们怕它发生。

　　有人总是带着难题、烦恼、焦虑、抑郁、恐怖心理上床，精神紧张或过于兴奋，不给自己入睡的机会；有人一到傍晚临睡时，就担心、发愁，预感到要失眠，一上床便处在"又要睡不着了"的失眠恐惧状态，把夜晚的睡眠当成了无法战胜的恶魔，心理学称之为"预期性焦虑"。

　　先听听小丽对她的失眠的述说吧：

　　"从上大一开始，我的睡眠质量就不高，最初宿舍里的同学没有电脑，大家都很安静地早睡早起。可是几个月后，大家逐渐带来电脑，我的日子就不好过了。她们会用电脑到很晚，虽然用耳机，可是微弱的令人厌烦的 QQ 来电声响使我很难入睡。直到实在忍受不了才告诉她们把声音关掉，而且每次说完都很自责。经常整整一夜，我看着太阳渐渐升起，眼泪止不住

往下流。长期的失眠让我无法好好学习大学的课程。整天无精打采，头痛，眼睛睁不开，绝望，害怕夜晚的到来。只要一回学校就会害怕。放假回家后，起初我的睡眠每天可以保证8个小时，白天精力充沛，读书，写作，绘画，聚会，购物，我的生活又回归了正轨。可是好景不长，几天后的一个深夜，我忽然醒来，一个念头冒出来：我会不会就睡不着了呢？结果，真的就睡不着了。一连两周都是如此，我意识到了问题的严重性，即使我放弃上大学，我的睡眠问题也不能解决。于是我去了医院，医生说我是'心理生理性失眠'，是因为个人性格和过分担心睡眠而引起的恶性循环。家里人一味说我是不困，困了就可以睡着，他们根本不能理解我。我现在很迷茫，很挣扎。我发现最痛苦的不是失眠，是恐惧本身。"

心理生理性失眠也叫原发性失眠，就是我们常说的失眠症，它主要的原因是由于自己对睡眠不足过分担心，耿耿于怀，特别是到了晚上，唯恐又是不眠之夜，这样一来，生理上的警醒程度会越来越高，结果事与愿违，越是怕失眠，越是想努力地使自己入睡，就越没有睡意。久而久之，一到晚上上床睡觉，大脑就处于高度警醒状态，致使失眠固定下来，成为持久性的失眠。

这种失眠可以因为旅行时差或倒班工作，或者短期住院等因素引起。也有可能因为我们情绪上的问题而诱发。我们在生活中难免会遇到问题，会有情绪变化，对人的睡眠肯定会有所影响。比如家里有事，可能睡不着，但这个睡不着其实很正常。但有些人却过分担心，于是就开始要求自己快点睡着，不能不睡着。结果越要求越睡不着，于是便陷入了所谓的长期失眠的痛苦里。

有趣的是睡眠正常的人如果在陌生环境中，第一天晚上会出现睡眠变差的现象，我们称之为首夜效应。而心理生理性失眠的人常具有"颠倒的首夜效应"。他们在熟悉的卧室或常规环境中整夜睡不着，而在陌生的旅馆、起居室的长沙发上或睡眠实验室内却能睡得鼾声如雷。这类失眠者尽管对于失眠问题非常痛苦，但常搞不清引起失眠的原因是什么，因此很难得到正规治疗，常自行服用镇静药或酒精等对抗失眠，最终引起镇静药过量、依赖、成瘾或酗酒，给健康带来不利影响。

我们总在担心事情坏的一面，而其实它根本没有发生，但苦难来自于我们怕它发生。

十九、小孩子也会失眠——强制入睡性睡眠障碍

▶ ▶ ▶

到了该睡觉的时候，不肯入睡，想方设法找借口，如再玩一会儿，或再看会儿电视等，直到被强制入睡。这些表现都属于一种强制入睡性睡眠障碍。

6岁的小明，他看起来聪明伶俐，长着双好看的大眼睛，本该快乐的年龄，却有了最烦心的事情，那就是睡觉。一到晚上8点多，小明的父母就要求他到床上睡觉。有时候，小明因为睡不着，便会偷偷爬起来玩一会。这时，被父母发现了便是

一顿打骂后强制他上床睡觉，这样一折腾，小明往往要到晚上 11 点多才能入睡。久而久之，不知从何时起，小明觉得睡觉是一件很让人恐惧的事情。不仅如此，小明的父母还发现了一个奇怪的现象，小明只有在他们采取打骂等强制手段时才能入睡，否则就睡不着。

5 岁女孩盈盈是我多年接诊经历中最小的一名病人。她很活泼，喜欢听妈妈讲故事。但近半年来，她不再是听完一个故事就睡觉了，而是不断缠着妈妈讲完一个又一个，直到妈妈生气了才肯睡觉。第 2 天上幼儿园没精神，被老师批评后，盈盈就回家冲妈妈发脾气。"这孩子明显是睡眠习惯没有培养好。"我对她妈妈解释说："到了该睡觉的时候，不肯入睡，想方设法找借口，如再玩一会儿，或再看会儿电视等，直到被强制入睡。这些表现都属于一种强制入睡性睡眠障碍，多发于 3 ～ 6 岁的宝宝，主要原因是由于父母或照护者不适当地强迫儿童就寝，导致孩子应就寝时故意拖延或拒绝上床，如要求喝水、去卫生间、讲故事或感到害怕等，引起入睡延迟。只有照护者采取训斥、威吓或殴打等强制措施才能较快入睡，以致以后不用强制手段便不能入睡。孩子因睡眠不足可出现情绪不稳、烦躁、易激惹、注意力不集中和学习能力下降等，不过，随年龄增加可逐渐好转。所以养成良好的睡眠习惯，对孩子是非常有益的。"

对于这样的孩子，我对家长的建议是：

1. 每晚遵循一个固定的就寝时间，并在每晚留出 10 ～ 30 分钟让你的孩子准备睡觉。

2. 让孩子在就寝时间尽量放松。

3. 与孩子的就寝时间保持一致。不要让电视、电脑或游戏机占据你们的睡眠时间。

4. 不要让你的孩子看或玩不适合他们年龄的电视节目、电影和游戏。

5. 不要用搂抱、摇晃、用瓶子喂食的方式让你的孩子入睡。

6. 在就寝时间，不要让你的孩子吃或喝含咖啡因的东西，包括巧克力、可乐。在就寝时间不要给孩子吃任何有刺激性的药物。

第三篇

喜忧参半——镇静催眠药物的使用并不简单

一、还没有最好的催眠药物——理想的催眠药物特点

▶ ▶ ▶

　　尽管目前还没有一种完全符合理想的催眠药物问世，但是如果失眠者能够遵从医生的诊断和治疗，合理使用安眠药，也会取得不错的效果。

　　记得孩子小的时候，特别喜欢看《西游记》，小小年纪看得非常认真。时不时会学着孙悟空的样子，从耳朵里一掏，放在手上，用嘴一吹，立马要求我们躺倒，她说那是瞌睡虫。如果我们配合着躺下，小家伙就开心得不得了。

　　在《西游记》里，齐天大圣孙悟空有一件秘密武器——瞌睡虫，要是他想让什么人睡着，只要把这种瞌睡虫放出去，不管是众仙、侍卫、国王、百官，还是各色小妖，都会立刻昏昏睡去，等他们醒来，孙悟空已经干完了想干的事情。虽然瞌睡虫是想象出来的，但是从现在的观点看，它真是一种很理想的催眠药物。

　　对于失眠的人来说，肯定都非常希望能够有理想的催眠药物，可以帮助他们不仅睡得舒服，彻底解决难以入睡的痛苦，回归到正常的生活状态，而且服药后也没有让人担心的不良反应，不至于让人处于患得患失的矛盾中。确实，随着医药学的发展，催眠药物的种类是越来越多了，失眠的人可以借助催眠

药物，暂时获得相对良好的睡眠，但是其伴随的各种不良反应，又让人觉得它不是太理想的治疗手段。

那么，理想的催眠药物应该有哪些特点呢？

1. 药物不但能够快速起效，也能快速代谢，在体内停留时间短。

2. 即使服药过量也不会危及生命。

3. 醒后无残留反应，如头晕、嗜睡、头痛等。

4. 不影响记忆和呼吸功能，老人服药也很安全。

5. 不会出现反弹性失眠。

6. 它让服药者的睡眠结构接近我们正常的睡眠结构。

7. 不产生耐药性和依赖性，不用担心成瘾。

8. 与酒精和药物之间无相互作用。

尽管目前还没有一种完全符合理想的催眠药物问世，但是如果失眠者能够遵从医生的诊断和治疗，合理使用安眠药，也会取得不错的效果。

二、一定要让身体得到休息——催眠药物的选择

其实，安眠药就像大多数药物一样，如果使用得当也是很有价值的。

玛丽莲·梦露——金发碧眼、烈焰红唇，还有那被风掀

起衣裙的经典造型，让许多人为之倾倒。她曾是集万千宠爱于一身的尤物，却遽然消逝在生命中最美好的年华。1962 年 8 月 5 日凌晨，梦露被发现死在自己的卧室中，好莱坞最炙手可热的女星一夜间香消玉殒。官方给出的死因是"药物过量自杀身亡"。尸检结果显示，梦露体内残存大量的镇静剂巴比妥酸盐。

尽管对梦露的离奇死亡有许多猜测，但急性巴比妥酸盐中毒可能是直接凶手。大家知道吗？巴比妥酸盐属于第一代催眠药。

前几个月，认识一位退休教师李老师，她失眠 2 年多了。每天晚上 9 点钟关了电视，洗漱完毕，就开始上床准备关灯睡觉，渴望睡眠的来临，不过常常是失望地干瞪眼，熬上 2 ～ 3 个小时才能入睡，而且一直睡得迷迷糊糊，一点儿声音就会惊醒，甚至隔一段时间就有彻夜不眠的现象发生。白天她总是觉得头晕、疲惫不堪，还经常头痛。"我真是太痛苦了啊，怎么办呢？我天天晚上喝牛奶，也吃过很多中药，就是睡不着。可我真是不敢吃安眠药啊。"她对我这样抱怨道。我问她为什么这样排斥安眠药，她告诉我："隔壁的王姐有严重失眠的毛病，她每晚都把催眠的药当饭吃，她认为自己是久病成良医，所以很少去医院，只要有人告诉她哪种药好用，她就会尝试着买来吃，结果服药剂量越来越大，而且种类混杂，就在 1 年前的一个晚上，王姐起床后腿没站稳，摔倒在地，家人赶紧将王姐送到医院，经诊断为大面积脑梗死，经抢救无效便不在人世了。我觉得全是安眠药惹的祸，所以，我绝对不吃安眠药。"

其实，安眠药就像大多数药物一样，如果使用得当也是很有价值的。

首先，假如你正在经历痛苦的事情，如工作不顺心、离婚、孩子生病等，此时你身心疲惫，难以入眠，为了减轻痛苦，让身体得到很好的休息，你不妨每晚睡前吃一片安眠药，这样可以防止短期失眠恶化为慢性失眠。

其次，把安眠药放在药箱中，让失眠的人知道安眠药触手可及，会给人们一种安全感，可以让他们减少对失眠的恐惧。

最后，短期服用安眠药也可以帮助慢性失眠的人，打破焦虑和睡眠紊乱的恶性循环，让人们看到希望和曙光，从而有信心寻求更好的治疗方法。

所以，我们要客观对待催眠药物，既不可掉以轻心，滥用药物，也不要完全否定它的作用。

三、有必要知道的催眠药物——催眠药的分类

> 虽然使用催眠药可能会阻止短期失眠发展为慢性失眠，但我们也看到，催眠药对慢性失眠和短期失眠的益处及风险相差无几。

在门诊中经常会遇到一些患者，偶尔失眠就紧张地要求医生开些安眠药服用，也有些人失眠很久也不用药，一味硬撑着直到身体垮掉，其实，这些都是错误的。只要遵循用药原则，服用安眠药是安全的。下面我领着大家了解一下安眠药吧。

第一代安眠药——巴比妥类安眠药。这类药可缩短睡眠潜伏期，增加慢波睡眠，延长总的睡眠时间。但其容易产生耐药性、依赖性和成瘾性，次日清晨可出现头晕、困倦等宿醉效应，中等剂量即可抑制呼吸，停药后容易出现反弹性失眠和焦虑、精神不振甚至震颤等戒断症状，对肝肾功能影响较大，目前临床上已很少使用。

第二代安眠药——苯二氮䓬类药物。在过去的 40 年中，苯二氮䓬类药物成为治疗失眠症最常用的药物。该类药物对内脏毒性低，主要包括三唑仑、地西泮、艾司唑仑、阿普唑仑、劳拉西泮等。根据它们在人体血浆中最高浓度降低一半所需时间长短的不同，可分为短、中和长半衰期 3 种。苯二氮䓬类药物与巴比妥类药物相比耐受性好，副作用相对较小，但剂量较大或敏感患者也可出现困倦、顺行性遗忘、嗜睡、低血压、头晕、心率加快、消化道症状等，老年人还可能引起尿失禁，长期使用也可产生依赖性，骤停药可出现戒断反应。

第三代安眠药——非苯二氮䓬类药物。这类药物具有快速诱导睡眠、延长睡眠时间、明显增加深睡眠时间、清醒后无宿醉效应、对精神活动和认知功能的影响小、不易产生耐受性和依赖、停药后反跳症状轻微、对心血管和呼吸系统影响小的特点，目前临床常用的有佐匹克隆、右佐匹克隆、唑吡坦、扎来普隆。

佐匹克隆：更适合于入睡困难、睡眠深度不够、不能耐受日间残余作用的失眠症患者。最为常见的不良反应是令人不适的味道，即口苦，其他较为常见的是非特异的消化道症状和头痛、头晕等中枢神经系统症状。

右佐匹克隆：右佐匹克隆较佐匹克隆达峰时间更短、半衰期更短，因此在服用剂量降低的情况下，能够保持原有疗效，并可能起效更快、宿醉效应更低。

唑吡坦：可明显缩短入睡时间，减少觉醒次数。在发挥镇静作用的同时对精神活动功能和认知功能没有损害，该药具有较强的镇静、催眠作用，抗惊厥、抗焦虑和肌肉松弛作用较弱，治疗剂量下不产生蓄积和残余作用，长期服用不会产生耐药性。

扎来普隆：具有入睡快，日间"宿醉作用"、成瘾性、认知损伤和反弹性失眠非常少的特点，适用于入睡困难和夜间醒后难以入睡患者。主要不良反应为恶心、口干、头晕、头痛及消化不良等非特异性反应。

值得注意的是，尽管非苯二氮䓬类药物有些潜在的优势，但有些患者对非苯二氮䓬类药物不再有反应时，反而可能对传统的苯二氮䓬类药物反应良好，而且近来非苯二氮䓬类药物导致意识障碍（如梦游）的个案不少。

虽然使用催眠药可能会阻止短期失眠发展为慢性失眠，但我们也看到，催眠药对慢性失眠和短期失眠的益处及风险相差无几，如耐受性、依赖成瘾性，甚至出现顺行性遗忘的风险将随着使用期限增长而增加。因此失眠的非药物治疗如催眠疗法、认知行为治疗、森田治疗等心理治疗也非常有必要。

四、酒精加安眠药能让人丧命——安全服用很重要

▶ ▶ ▶

> 安眠药对大脑有一定的抑制作用，酒后服用安眠药，对大脑的抑制作用会产生叠加，使人反应迟钝、昏睡，甚至昏迷不醒。

在 2009 年 2 月 14 日的西方七国（G7）财长和央行行长会议闭幕后的记者会上，日本财政相（财长）中川昭一居然"醉酒登场"。据当时日本共同社和英国《泰晤士报》报道，中川发言时口齿不清，眼皮不停地打架，说错了日本银行（央行）目前的政策利率，还把记者提问别人的问题"抢"过来回答。外国媒体怀疑他"过量饮酒"，日本媒体更是批评他在全世界面前"丢人现眼"。之后，"醉酒"受到日本各界强烈指责，中川被迫于同月辞职。2009 年 10 月 4 日上午，中川的妻子发现中川一直没有起床，查看时，发现中川在床上，身体已经冰凉。急救人员赶到现场时中川已经死亡。警方说，中川被发现时已死亡数小时，身上没有明显的外伤，中川家中也没有发现遗书。据报道，中川一直在服用安眠药，尸检从遗体中还检测出了酒精成分。中川意外猝死事件让人们开始关注安眠药的安全服用问题。

2012 年 2 月 11 日，美国歌星惠特尼·休斯顿被发现猝死

于洛杉矶贝弗利山庄的希尔顿酒店,年仅 48 岁。根据洛杉矶媒体的新闻报道,当时急救人员在浴缸中发现了惠特尼,并立刻对她进行了心肺复苏,20 分钟后,宣布死亡。洛杉矶验尸官办公室随后对惠特尼的尸体进行了尸检,并宣布"并未发现犯罪行为",随后,关于她的死因一直在调查中。近日,洛杉矶警署公布最新结果,确定惠特尼死于服用了阿普唑仑等处方药与酒精的混合物之后而引起的反应。

上面的案例并不是危言耸听,安眠药加酒精的确是最危险的组合。喝酒后,你可能有这种感觉,刚开始觉得很兴奋,过了一会儿就觉得精神差,昏昏沉沉。这是因为酒精对中枢神经开始为兴奋作用,之后为抑制作用。酒后服用安眠药,对大脑的抑制作用会产生叠加,使人反应迟钝、昏睡,甚至昏迷不醒。因此,失眠患者服用安眠药时千万不能饮酒。

在生活中,喝酒的朋友不少。亲朋好友聚会,喝点酒,或许能助兴;生活失意时,小酌几杯,或许能暂缓心中的郁闷。然而,如果将酒和安眠药合用,无异于"自杀"。有人认为只有酗酒后用安眠药,才会发生生命危险。然而,我认为,这样的做法也是十分冒险的,大家一定要爱惜自己的健康,不可以抱有侥幸心理。

五、真想停掉安眠药，可我又不敢——药物的依赖性

接受调查的 820 例失眠症患者中，82% 的患者已吃过镇静安眠药，其中 70% 的患者已产生明显的药物依赖性，50% 以上的患者出现了各种不良反应。

我的一位病人，2 年前因脑卒中导致偏瘫，虽经积极治疗，还是遗留下了残疾。这样的经历，让她的生活彻底改变了。原本精明能干的人变得整天以泪洗面，每晚必须服用安眠药才能入睡，脾气暴躁易怒，稍不如意，就会大喊大叫。她爱人是个极体贴的人，在她的康复上用尽所能，努力想让她开心起来，无奈的是，病去如抽丝。

去年的一天，她给我打电话，说最近心情糟糕，希望我能帮她治疗。见了面，她倒是胖了不少，一坐定，就开始不停诉说。原来，最近她在网上看到关于安眠药的事，不建议长期服用，她也觉得自己记忆力减退了不少，就在当天晚上停掉了安眠药，结果一晚上辗转反侧，痛苦的感觉比以前更甚。没办法，又继续吃上了。吃上后内心又觉得不安，想着安眠药的害处，却欲罢不能。"我真想停掉安眠药，可我又不敢，怎么办呀？"

我告诉她，这是身体对安眠药产生了依赖，停药是需要一

个过程的。

近日，上海市中医失眠症医疗协作中心对服用镇静类安眠药的患者进行了一项调查，结果表明，接受调查的失眠症患者中，82%的患者已吃过镇静安眠药，其中70%的患者已产生明显的药物依赖性，50%以上的患者出现了各种不良反应。怎样安全使用安眠药，摆脱对药物的依赖成为了一件迫在眉睫的事情。

六、切记不要随意增加安眠药剂量——药物的耐受性

> 假如你长期吃安眠药，半夜醒来又睡不着了，就得向医生咨询是否要换药或加量。而不能不问医生，醒来自己就抓着药片吃下去，这样极有可能产生对药物的"反应疲劳"。

杜阿姨65岁了，10多年前她就出现失眠、多梦的情况，第2天虽精神差了点，但还可以应付。随着时间的推移，她的失眠变得严重了。为了减轻痛苦，她开始偶尔吃点安眠药，后来变成每天都服用，而且用量从每天1粒逐渐增加。听说安眠药有很多严重的副作用，因此每次吃药她都很纠结，几乎每次都是在床上翻来覆去折腾1个多小时，最终放弃抵抗，起身吃上1～2粒，然而效果不佳，迷糊一小会儿就又醒过来，于是

接着再吃 1～2 粒。有时一个晚上要吃 7～8 粒。现在她白天总是迷迷糊糊的，丢三落四、磕磕碰碰是家常便饭，记忆力也减退了不少。

由于失眠让人痛苦，安眠药便成为一些失眠人的无奈之选，他们像杜阿姨这样，不愿服安眠药，却又不得不服药，药量也会不断增加。

对于长期服用安眠药的人来说，常遇到的问题就是安眠药服用久了会"失效"。这是因为身体已经习惯这种药物，出现"反应疲劳"。所以有时医生会 2 个月就为病人更换一次药物，以保持身体对药物刺激的"新鲜感"。还有的医生会根据需要给病人增加剂量。但是，有一点需要注意，不要自己随意增加剂量。

假如你长期吃安眠药，半夜醒来又睡不着了，就得向医生咨询是否要换药或加量。而不能不问医生，醒来自己就抓着药片吃下去，这样极有可能产生对药物的"反应疲劳"。

七、滥用安眠药会反应迟钝——老年人用药要谨慎

　　老年人新陈代谢能力较弱，难以将催眠药物排出体外，对药物的影响和副作用更加敏感。此外，老年人常常服用针对其他健康问题的药物，这又会加大安眠药的副作用。

"老年人一定要慎用安眠药物。"我们常常会听到这样的警示。

可是，事实是越来越多的老年人为了摆脱失眠的困扰，一般会选择吃安眠药。长期服用安眠药，可能会带来一个较严重的后果，那就是记忆力逐渐减退，反应力下降，长此以往，甚至有可能发展为老年痴呆症。法国和美国研究人员对 1000 多名平均年龄为 78 岁的老年人进行了为期 15 年的跟踪调查，调查开始时这些老年人都没有痴呆症状，后来其中部分人开始服用安定类安眠药，结果显示，这部分人出现痴呆症的风险比其他人高 60%。研究人员表示，虽然这项研究目前只是揭示了一种相关性，不能完全证明安定类安眠药与痴呆症之间的因果关系，但为谨慎起见，建议人们尽量不要服用此类药物。

其实，到了中年我们的深睡眠就越来越少，到了 70 岁深度睡眠几乎已经消失了，我们的睡眠会越来越浅，所以更容易因为各种因素的干扰而惊醒。老年人身上常见的压力因素如孤独、养老费、健康或对死亡的担心及其他问题会进一步扰乱睡眠，他们比其他年龄段的人更可能服用安眠药。然而老年人新陈代谢能力较弱，难以将催眠药物排出体外，对药物的影响和副作用更加敏感。此外，老年人常常服用针对其他健康问题的药物，这又会加大安眠药的副作用。

许多老年人会过度服用和滥用安眠药。前一段时间，我看到一个报道：在调查的失眠老年人中，85% 的老年人安眠药服用剂量过高，70% 的老年人服用时间超过建议的期限。由于安眠药会引起日间的恐惧、健忘症、冷漠糊涂的症状，部分老年人看上去极像老年痴呆症患者。

　　所以，如果老年人必须服用安眠药，一定要从小剂量开始服用，甚至可以减半服用，再逐渐小量增加。吃安眠药期间一定要定期去医院进行肝、肾功能检查，以提前预防肝、肾衰竭。

　　希望老年朋友一定要明白：安眠药不能逆转年龄引起的睡眠变化，学习和运用非药物技巧如建立好的生活习惯才是应对睡眠变化的最佳策略。

八、不要让催眠药物成为毒药——按需服药很重要

　　许多人一感到入睡困难就爱求助于安眠药。就像我们现在的"快餐文化"一样，只图快速起效，却忽略了潜在的危害。

　　"我做梦也没想到，失眠竟让我如此烦恼。"张女士告诉我："在我35岁那年，父亲突然去世。刚开始我连续几天睡不好，从此就落下了病根儿。白天昏昏沉沉，而一到晚上就非常清醒，越是想睡越睡不着，熬到凌晨3～4点才勉强睡一会儿，那种痛苦的滋味实在让人难以忍受。"

　　后来，她开始服用安眠药，刚开始的时候作用比较明显，入睡快，每天能睡几个小时。但服用安眠药2个月后，她发现形成了药物依赖，由1～2片增加到了3～4片，不服安眠药就无法入睡。

"我知道安眠药服用多了肯定有很大的毒副作用，我也知道自己是在饮鸩止渴，但别无选择。"张女士这样说。

听到这里，我的心情非常沉重。许多人一感到入睡困难就爱求助于安眠药。就像我们现在的"快餐文化"一样，只图快速起效，却忽略了潜在的危害。

并不是说安眠药不能用，但一定要按需服药，遵循下面的原则：

（一）初次服药：使用最低有效剂量

小高是一名老师，工作压力非常大，稍有不慎就会出错。长期精神紧张带来了夜不能寐的后果，她不得不选择服用安眠药助眠。不过，她并没有去医院，而是自作主张，每天服用2粒医生给妈妈开的安眠药。

像小高这样初次服安眠药的人，通常容易犯两种错误：

1. 随意服药

很多人认为，失眠症不是什么疾病，不需要颇费周折地到医院看病，因此，经常会随意服用家里人或者朋友的药物。这虽然省事，却并不正确。因为很多疾病都可以引起失眠，如果你近期内发生严重失眠的话，一定要先看医生，进行必要的检查，确定失眠症的类型、严重性等，再对症下药。此外，不同症状的失眠，选择的药物也并不相同，比如入睡困难，应选用短效药物；夜间睡眠不踏实、容易醒来，选用中效药物；经常早醒，则应使用长效药物。

2. 剂量偏大

初次服药的患者只需服用小剂量就能达到满意的效果，但是患者不知道这些，盲目地按照别人使用的剂量服药。剂量大容易引起耐药，并带来药物的不良反应。

正确的做法是初次发生失眠症的患者首先要到医院就诊，在医生的指导下使用恰当的药物；其次，从最小剂量开始，以最小剂量的药量达到满意的睡眠效果。

（二）正在使用中：时间不超过 4 周

晓晓一直有服用安眠药的习惯，长期下来，几乎每晚不吃药就睡不着，剂量越来越大，药物的品种也换了好几种。最近她老觉得反应迟钝，情绪也不稳定，很容易发脾气。

不少长期服药的患者都有类似的体验，这主要是由于错误服用安眠药引起的。

1. 长期持续服药

许多患者把失眠完全交给药物解决，没有意识到吃药只是"缓兵之计"，不能长期服用，否则会产生药物依赖（即成瘾）。

2. 不断加大剂量

患者服药一段时间后，会发现催眠效果不如以前"灵"了。于是就不断加大剂量，以求平稳入睡。大剂量用药后，安眠药的不良反应就会表现出来，如白天困倦、反应迟钝、情绪变糟等。

正确的做法是：首先，利用安眠药物暂时性缓解失眠之苦时，一定要培养良好的睡眠习惯，比如改善睡眠环境，进行适度的体育锻炼，避免睡前吸烟、喝茶、饮咖啡等。其次，尽量短期使用安眠药，按照美国食品和药物管理局的建议，使用最广泛的苯二氮䓬类安眠药（如艾司唑仑、安定等）如作为催眠使用，时间不宜超过 4 周。还有，为了避免剂量越用越大，不要持续用药，每周间断使用 2～4 次。

九、服用安眠药是有禁忌的——安眠药有禁忌

▸▸▸
　　安眠药也是有禁忌的，千万不可随意服用。

　　小王是个心直口快的姑娘，人也长得非常漂亮，追求她的人很多，经过千挑万选，终于修成正果，嫁了个如意郎君。可谁知，蜜月刚过，小两口就因为一些鸡毛蒜皮的小事开始争吵。小王一赌气，就回了娘家。可身在娘家，心却一刻也不平静，想想恋爱时的甜蜜和丈夫的体贴，再想想这 1 个多月的磕磕绊绊，心里是爱恨交加。就这样，她失眠了，晚上睡不着，白天没精神。于是她吃了妈妈的安眠药，丈夫打电话央求她回家，虽然她很想答应，可是又觉得不甘心，要再惩罚一下丈夫。1 个月过去了，小王发现自己吃东西时总是恶心，突然意识到月经已经 1 个多月没来了，医院检查的结果显示小王已经怀孕，这下她慌了，吃了安眠药会不会对孩子不好呢？

　　像小王这样被失眠困扰的人不在少数，很多人也会像她一样选择服用安眠药。但是，安眠药也是有禁忌的，千万不可随意服用。

1. 除非儿科医生建议，否则不要给孩子服用安眠药。

2. 如果你正在怀孕或近期准备怀孕，不要服用安眠药。有的安眠药可能会使胎儿畸形，还可能出现新生儿哺乳困难、黄疸和嗜睡。

3. 如果你在哺乳期请不要服用安眠药，安眠药的成分可能转移到母乳内，对新生儿造成不良影响。

4. 如果你有心脏、肝脏及肾脏的问题，不宜服用安眠药。因为安眠药代谢主要在肝脏转化，由肾脏排除。

5. 如果你有严重的打呼噜问题或者在你睡着之后存在呼吸方面的问题，不要服用安眠药，因为安眠药能加深中枢抑制。

6. 如果你患了急性闭角型青光眼或者是重症肌无力，请不要服用安眠药，否则症状会急剧恶化。

7. 如果你有成瘾的问题，如酒精、毒品或者赌博的经历，不要服用安眠药。

十、你可以避免"反弹性失眠"——正确用药

▶ ▶ ▶
突然停药可能引发反弹性失眠和各种不良反应，甚至比吃药前更严重，所以请教医生是上策。一般停药有两种方式：减少服药频率或者减少服药剂量。

市场销售总监可不是份轻松的工作。2年前，小张因为工

作压力太大而开始失眠，这严重影响了她的生活和工作，万般无奈下她只好辞职。没多久，她又做了一次肩膀的手术，疼痛和焦虑让她无法得到正常的睡眠。于是，医生让她服用安眠药物帮助睡眠。

肩膀疼痛难忍时，小张就吃 2 片安眠药。有时半夜痛醒，她会再加 1 片。安眠药帮她享受了无数个安然、甜美的梦乡。可逐渐地，她发现起初医生开的药量已经不够用了，不吃药就睡不着，她才意识到问题的严重性，于是下定决心"戒掉"安眠药。

然而，一旦不吃药，她就要睁着眼等到天亮，一天只能睡 2～3 个小时，早晨起来没精力做任何事。除了身体受影响外，她的性格大变，爱发脾气，心里装不下一点烦恼。这简直是她人生中最黑暗的一段日子。

后来，医生告诉她，安眠药具有精神与肉体的双重上瘾性，如果身体适应了吃药睡眠的方式，一旦停用就会出现不同程度的反应，失眠甚至比没用前还要严重，这种现象叫作"反弹性失眠"。有人因此服药达 10～20 年之久，却不敢停药。

近期的一项研究表明，安眠药会令早亡风险增加 30%，这使很多人吃惊不小。他们试着摆脱安眠药，但是遭遇了和上述例子同样的困境。

其实，如果正确使用安眠药，是可以避免很多问题的。

1. 如果你就医，要向医生解释清楚失眠的原因。失眠的原因多种多样，包括身体因素、精神因素和环境因素。找到潜在的健康隐患才能从根本上治疗失眠。

2. 如果你失眠，要根据自己的情况在医生的指导下选择药物，忌乱服药，不要简单地认为安眠药就是使人睡好觉，而随便挑一种服用。有的人自己服用某类安眠药很管用，便热心地分享给其他人，这种做法是不可取的。

3. 要掌握好服药时间。服药时间非常关键，最好在睡觉前 20 ~ 30 分钟内。服药后立刻上床，多数安眠药在服药后的 1 ~ 1.5 小时内药效达到最佳。

4. 向医生咨询副作用。安眠药的副作用包括：眩晕、长时间困倦、头痛、恶心、腹痛、便秘和极少数的过敏反应与脸颊肿胀。一些非处方药物，如苯海拉明也会加重这些症状。

5. 安眠药适用于治疗短期性失眠，所以要把安眠药当作"临时帮手"。如果失眠时间长达数月或数年，那么服药弊大于利。

6. 不要喝酒。酒精本身就能扰乱正常睡眠，服用安眠药时哪怕只喝一点点酒也会加重不适反应，后果有可能是致命的。

7. 服药后头脑不够清醒，容易引发安全事故，所以不要在服药后开车或操作机器设备。

8. 安眠药不宜久服，私自增加药量会产生依赖性。

9. 每个人失眠的原因不一样，所以应该找到最适合自己的药物，避免同时服用多种安眠药。

10. 突然停药可能引发反弹性失眠和各种不良反应，甚至比吃药前更严重，所以请教医生是上策。一般停药有两种方式：减少服药频率或者减少服药剂量。

十一、你可以让安眠药长眠——正确停药

> 颇为讽刺的是，许多人最初求助于安眠药是因为失眠让他们感到无助和失控，但现在安眠药却加剧了他们的依赖感、自卑感和罪恶感。最终不得不应付两个紧迫的问题：失眠和对安眠药的依赖。如果你正在服用安眠药，你完全可以学着逃出安眠药的陷阱。

安眠药治标不治本，改善睡眠并不持久，却会让部分慢性失眠的人挣扎于失眠和安眠药的循环中。颇为讽刺的是，许多人最初求助于安眠药是因为失眠让他们感到无助和失控，但现在安眠药却加剧了他们的依赖感、自卑感和罪恶感。最终不得不应付两个紧迫的问题：失眠和对安眠药的依赖。如果你正在服用安眠药，你完全可以学着逃出安眠药的陷阱。

请学着用用下面的停药技巧：

1.积极接受非药物的治疗方法，并同步学习减药的技巧。如果你的生活过于忙乱和紧张时，不要仓促地开始减药。告诉你身边的人，周围人的支持可以让一切变得更简单。

2.挑一个轻松的夜晚，最好是第2天压力小且工作量少的时候，比如周末晚上，将服用剂量减少一半。如此一来你就不用太担心明天的表现。

3. 一旦你在某个夜晚，即使减少服用药量，也能睡得相当好，你就会对减少药量的做法开始有自信，此时你就可以将药量减少的夜晚增加到两晚。同样要挑一个轻松的夜晚，最好不要连续两晚减少药量，这样的话，即使你在减药的夜晚没有睡好，也不会连续两晚的睡眠都受到干扰。

4. 按照这种方法循序渐进地减少药量，直到你将每晚的药量都减少一半，到那时，你会对减药的做法信心大增。当然，切记的是：你要不惜一切代价避免回到最初的剂量。

5. 每晚的药量减少一半后，就可以用渐进式的方法将余下一半的剂量减掉。每周一晚，然后每周两晚，以此类推，直到完全摆脱安眠药。如果你正在服用多种药物，先用这些技巧戒掉一种药物，然后再努力减少第 2 种药物的剂量。

6. 大剂量或长时间服用安眠药及多种药物混合服用的人，需要更多的时间来成功运用这些减药的技巧。你也可能需要向心理医生或者睡眠中心寻求帮助。

7. 为了督促进步，你将开始用 7 天的睡眠日志来记录自己的进展状况。这在后面的文章中有说明。

8. 克服焦虑的唯一方法就是直面引起焦虑的情形，而不是一味逃避。所以你越是逃避减药，就越会对减药感到焦虑。当你减药成功时，你将会向自己证明：你有力量改变自己的思想和行为。这种力量会增强自信心，从而让你用全新的眼光看待自己，你也会认识到，自己能够更有力地掌控身体和健康，这种认知赋予你力量。

让安眠药长眠将是你掌控自己生活的催化剂。

第四篇

熄灯就睡觉——心理调理能帮你走出失眠

一、诅咒黑夜，不如打开心结——心理与失眠的关系

> ◂▸▸　想要解决失眠，有必要认真地问问你的内心，与其诅咒黑夜，倒不如打开心结，点亮心灯为好。

每次有失眠患者来做治疗，我都会开门见山地对他们说，失眠只是一个可以说出来的症状，在这个症状背后一定有个让人难过的故事。确实也是，除了小部分人是由于时差、环境改变或身体疾病导致失眠，几乎 80% 以上的失眠都和心理因素有关。

前几天，接诊了这样一位患者，她 50 多岁，面色晦暗，眉头紧锁，嘴唇看起来特别干，一副愁苦的样子。坐下后迫不及待地述说她的病情："大夫，我觉得快疯了，每天脑子里乱七八糟，静不下来。晚上躺在床上，眼睛涩得睁不开，可脑子停不下来。只能迷迷糊糊地睡 2～3 个小时，早晨起来，浑身不舒服，吃饭也不香，容易出汗，一点小事就让我烦躁不安。有时候会心慌，喜欢长出气，现在还手麻脚麻，一着急更厉害。这样的状态时好时坏，已经有 1 年多啦，怎么样才能让我的脑子静下来？怎么样才能让我睡好觉？"看着她着急的样子，听着熟悉的病情描述，我心里也是很感慨，又是一位被失眠折磨的人。鉴于她的描述，我给她做了抑郁和焦虑量表的测

评，结果是中度抑郁和焦虑。我建议她除了用药以外，应做心理治疗，她欣然同意。

古人有云："睡一个好觉，胜似吃补药。"但可惜的是，在当今快节奏的生活下，中国有睡眠问题的人越来越多，同时带来抑郁症、焦虑症及高血压、糖尿病等身心疾病的发病率大大增加，"不觅仙方觅睡方"成为很多人的共鸣。

失眠与一个人的心理状况和其性格有着极为密切的关系，精神状态直接影响着睡眠。大量统计资料表明：对个人的工作、生活或学习状况不满意的人群中患失眠的多；性格内向较性格开朗者患失眠的多；人际关系不好、不愿交朋友者患失眠的多；爱犯疑心病的人、爱生闷气的人及自觉身体健康不佳的人易患失眠症，还有一种就是怕患失眠症；对失眠症有恐惧感的人易患失眠症。

我们的老祖宗非常有智慧，南宋理学家蔡元定（1135—1198）写的《睡诀铭》对现在的我们有很大的启发，曰："睡侧而屈，觉正而伸，勿想杂念。早晚以时，先睡心，后睡眼。"大多数人都有过失眠的体验，如果你心境不得安宁，即使把眼睛闭上，其心里仍在翻江倒海，无法入睡。"先睡心"中的"心"是指心思、意念、情绪，如果承载着这些负担的机器停不下来，就无法进入"睡境"，也让眼睛之神无法安歇。

如我前面讲到的那个案例，通过心理治疗，我知道她最近几年经历了很多事情，但又无法排遣，一直压抑在心里，导致睡眠越来越不好，躯体症状越来越多，我们把这种症状叫作心理问题的躯体化。

心里不舒服肯定会对睡眠有着很大的影响，反过来失眠也会影响人的情绪。比如因为一次偶然的失眠，有人就会开始担心，"万一第 2 天也睡不好怎么办"，"万一影响了工作怎么办"，各种担心，于是第 2 天上床睡觉的时候，心里不安，结果真的睡不着了。因为睡不着，情绪变得更糟糕，就形成了恶性循环。

所以想要解决失眠，有必要认真地问问你的内心，与其诅咒黑夜，倒不如打开心结，点亮心灯为好。

二、心病还需心药医——寻找适合你的心理医生

> 比如你想吃鱼，心理医生会诱导你去讨论渔网，讨论如何织网，如何找到织网的材料，然后讨论如何去捕鱼等，而不是送你 1 千克鲜鱼。

小苏近来很不顺，先是因为工作安排与公司老板暴吵一顿，一气之下愤然辞职，后是发现温吞水般的丈夫小开竟然在外还有一个相交至深的红颜知己。从小个性倔强、自信、行事果敢的小苏本想让丈夫认错，不曾料想，丈夫说他已经忍让小苏太多，不想再退让什么。小苏下了最后通牒，丈夫立马拿着自己的东西就搬出去了，小苏刚得意 2 天就觉得这事不妥，反过来央求丈夫回来，这下轮到丈夫不肯。

小苏慢慢地变得很沮丧，每天躲在家里吃很多的东西，有

时肚胀得不得不去呕吐，如果不吃东西，她会有莫名的恐惧，觉得自己要么会发疯，要么会心肌梗死。每天晚上，她躺在床上干瞪着眼睛，眼前全是让自己苦恼的往事，直到天亮才能迷迷糊糊睡一阵子。

小苏觉得自己不能这样下去，她决定去找心理医生。

在我们国家，心理医生通常指的是取得心理治疗师和心理咨询师资格的人。执业地点分两种，一是大学、研究所、社区及个人开办的心理咨询中心，二是医院开设的心理门诊。前者大多是学心理学出身，后者大多数是学医学出身，各有利弊。

好的心理医生有一种很强的人格魅力和亲和力，他不说不笑，眼睛看着你也会给你许多的信息。他使你感觉到安全、被爱、被尊重、被接纳与认同，你很放松，不用忌讳什么。他会引发你倾诉的欲望，却又引导你去思索、自我分析。他从不轻易下结论，却非常在意你的感觉，总是努力去理解你、懂你、贴近你，而不是控制你、指导你。好的心理医生一点都不复杂，不权威，不深奥，像水一样随你流动，像玻璃一样透明，把你的防御和阻抗都化解于无形。当你抱怨别人的时候，他会沉默，当你反思自己的时候，他的眼睛会闪烁出愉悦的光辉。他听得很多，说话很少，但每句话可能都是一种新视角，给你一种新体验，让你感觉到一片新的天和地。

好的心理医生总是在激发你对自己的反思，使你从你的问题中看到自己，从一个受害人变成一个问题的形成者，慢慢地修正你对问题的看法与感觉。比如你想吃鱼，心理医生会诱导你去讨论渔网，讨论如何织网，如何找到织网的材料，然后讨论如何去捕鱼等，而不是送你1千克鲜鱼。

一旦你决定看心理医生，接受心理学的帮助，你就要拥有心理学头脑，在生活的每时每刻就要保持努力觉察和分析自己，寻找不一样的处理问题的方法，接受不一样的视角。这些工作不仅是在诊室里做，更重要的是在生活里做。

正如走崎岖的山路，我们有时会借助一根拐杖，让自己走得平稳一些。当你走得很稳健的时候，你随时都可扔掉那根拐杖，那拐杖就是心理医生。

三、找到失眠的元凶——7 天的睡眠日志

如果不知道失眠的真正原因，你就无法找到治愈的方法。通过对失眠的自我评估，你将会进一步认识和理解导致你失眠的想法、行为，并培养你对睡眠的自我掌控感。

在克服失眠的过程中，自我评估失眠非常重要。它有助于评估你现在的睡眠模式，并确定究竟是身体问题还是心理问题造成的失眠。如果不知道失眠的真正原因，你就无法找到治愈的方法。通过对失眠的自我评估，你将会进一步认识和理解导致你失眠的想法、行为，并培养你对睡眠的自我掌控感。

很多失眠的人开始都不想做这件事情，他们认为每天的睡眠都一样糟糕，不需要记录，但是如果你坚持记录一个星期的

睡眠日志，你就会发现，每个夜晚的睡眠情况其实是不同的。

首先，你要连续 7 个早晨完成下面的睡眠日志。睡眠日志中的大多数问题都很简单明了，只需要你每天早上起床时花 1 分钟填写。给睡眠分配的时间指的是关灯睡觉到起床之间的这段时间，例如，如果你是晚上 10 点关灯，早上 7 点起床，那么你给睡眠分配的时间为 9 个小时。同时要记录你在睡觉前所服用的安眠药剂量和次数。

当然，睡眠日志并非让你紧盯闹钟，你如果过于关心入睡的时间或半夜清醒的时间，反而会对睡眠更加焦虑，因此误差控制在 30 分钟内就可以了。

1. 昨晚上床时间？

2. 大概多久睡着？

3. 夜晚大概醒几次？

4. 今早什么时候起床？

5. 昨晚大约睡了几个小时？

6. 昨晚为睡眠分配了几个小时（从关灯到起床）？

7. 评估一下昨晚的睡眠质量。

1	2	3	4	5
极好				差

8. 服用的安眠药量。

9. 睡眠受到的干扰因素。

如果你能够连续 7 天早晨完成睡眠日志，你就可以确定自己的基线睡眠模式，为日后监测自己的睡眠提供很重要的参考价值。还有一个大好处：你会意识到自己的睡眠实际上比想象中的要好。

四、你比你想象中睡得更好——睡不好是一种错觉

▶ ▶ ▶

那些感觉自己整晚没睡的人，其实是放大了没睡着的痛苦和时间，而事实上，他们真正睡着的时间比他们所想象的要多得多！

很多时候我们感觉自己没睡好，其实只是一种错觉，而这种错觉是普遍存在的。最近我接触了十几个失眠的朋友，有好几个人都表示：自己一晚上几乎都没有睡，白天心情很差。但问起他们的总睡眠时间，有的每天睡 6～7 个小时，有的睡 7～8 个小时，有的甚至睡 10 个小时，但他们普遍都认为自己严重失眠，睡眠满意度非常差。

记得有一次，在给患者做催眠治疗中，明明听到他的酣睡声，也试探性地来回踱步，也没有吵到他。唤醒后，他的第一句话就是："真糟糕，我一点也没睡着。"我实事求是地告诉他："你确实已经睡着了，只不过你是感觉没有睡着，这种现象并不少见，所以，你的睡眠比你想象的要好。"

这种现象，我也有体会。有几天，我因为要开展一些新的工作，压力有些大，凌晨 3 点多会醒来，心里想，看来又要睡不着了，就这样，总觉得脑子里一堆事，感觉没有睡着，可过了一阵子，再看表，已经快 7 点。想想，如果真的没睡着，时

间怎会过得如此快呢？看来我还是睡着了，只不过是睡得比较浅而已。

有一位患者曾经问我："到底人可以几天不睡觉？为什么他的弟媳妇可以1年不睡觉。"我说："这种情况肯定是不真实的，否则她早就出问题啦。"

1966年日本一位研究者对一名23岁的男青年进行了剥夺睡眠的实验，连续剥夺了101个小时，结果发现男青年的精神活动能力减弱，并出现了错觉和幻觉。身体却没有什么大碍。

有些长期失眠的人经常说："我整晚整晚失眠，几个月都没有睡着过。"有的人甚至说："我几年都没有睡着过！"而事实上，人不睡觉的极限是5天，只要超过5天不睡觉，任何人都会进入睡眠状态。

那些感觉自己整晚没睡的人，其实是放大了没睡着的痛苦和时间，而事实上，他们真正睡着的时间比他们所想象的要多得多！

在斯坦福大学睡眠诊所的一项研究中，研究人员邀请了122名失眠症患者在实验室中度过一夜，并用脑波记录患者的睡眠情况，结果表明，平均而言患者对入睡需要的时间高估了30分钟，对总睡眠时间低估了1个小时。为什么失眠的人有这样的睡眠错觉呢？

我觉得，一方面人们会将浅睡阶段误认为是清醒阶段。可是，浅睡眠确实是睡眠阶段。对我们来说，成人有一半时间，老年人有大部分时间都处于这个睡眠阶段。所以，如果你不确定自己是否睡着，你很有可能正处于睡眠的浅睡阶段。另一方面，躺在床上睡不着的时候，你对时间的估计往往比实际时间更长。当我们处于愉快状态时，会觉得时间过得飞快。当我们痛苦时，时间难熬啊！正如爱因斯坦所说："如果你在热炉上坐几分钟，那简直是度分如时。如果你正沉浸于欢乐中，那就是度时如分。"

所以，如果我们感觉自己没睡好，绝大部分都只是一种错觉！遇到这种情况，我们应该适当缩短睡眠时间，提高睡眠满意度，重新建立对睡眠的正确认识。

一定要告诉自己，你可能比想象中睡得更久，这是改善睡眠的有效策略。

五、不要花太多时间在床上醒着——睡眠限制疗法

> 实际上，早早上床不仅不能增加睡眠时间，反而会让睡眠进一步恶化。原因很简单，你越早上床，在床上躺的时间越久，睡前清醒的时间就会越长。而这会削弱睡眠系统，加剧失眠。长此以往，床和失眠就紧紧联系在了一起，只要一躺在床上，马上就会担心自己的睡眠。

40 岁的段先生在一家大型企业工作，长期患有失眠症，有时是入睡困难，有时是夜间醒后很难入睡，或断断续续、似睡非睡到早上。到医院检查并无其他疾病，也自行服过一些助眠药，效果不佳。次日起床后，总是觉得头脑不清醒，头上像

扣着一个箍，记忆力差，注意力不集中。经过测量发现段先生存在焦虑，表现为高度的生理性觉醒。于是，我们对他采用了睡眠限制疗法进行治疗。

睡眠限制疗法是一种被广泛采用的行为治疗方法，主要应用于慢性的失眠，它是由美国纽约州立大学睡眠研究中心发明的。通过缩短卧床的时间，使患者对睡眠的欲望增加。白天不能小睡或午睡，使其在晚上容易入睡，从而减少失眠者花在床上的时间，提高睡眠效率。睡眠限制疗法对于那些长期失眠，但没有明显躯体疾病的患者效果很好。

方法为：先让段先生自己计算一下每晚睡几个小时，然后就按这个时间规定上床的时间。如果他计算每天只能睡4个多小时，那么就规定自己夜间12点上床，清晨5点起床，即使夜间睡不好，到时候也必须起床，不得恋床，白天不得午睡，数天后，当躺在床上就可以睡眠时，再把卧床时间提前，就这样逐步增加，直至达到正常睡眠时间而固定下来。

很多失眠的人都有过这样的经历：失眠后，第2天就迫不及待地早早上床酝酿睡眠，希望能够多睡一会儿，希望能把失去的睡眠时间补回来。但是结果怎样？一般会更糟。

我的一位患者，本来每天能睡5～6个小时，质量也不错。有一天，别人告诉她，人每天睡8个小时才是标准睡眠。于是她对自己的睡眠开始不满意，要追求标准睡眠。她提前1个小时上床，结果1个小时过去了，到了以往她入睡的时间，她却还醒着，就这样一夜辗转。第2天，她决定再早点上床，把觉补回来，可是，结果比前一天还糟。就这样，她进入了一个怪圈，越想睡越睡不着，连以往的睡眠规律也被打破，每天筋疲力尽，不得不到医院就诊。

所以，早早上床，等着睡觉的办法是最不明智的。

实际上，早早上床不仅不能增加睡眠时间，反而会让睡眠进一步恶化。原因很简单，你越早上床，在床上躺的时间越久，睡前清醒的时间就会越长，辗转反侧的时间也长，懊恼的时间也会增加，这会让你更加焦虑，反而加剧失眠。长此以往，床和失眠就紧紧联系在了一起，只要一躺在床上，马上就会担心自己的睡眠。你有这样的体会吗?

因此，减少在床上的时间，让它更接近每晚平均的睡眠时间，这是非常必要的。假设你平均每晚睡 5 个小时，在床上的时间为 8 个小时，那你一定要将床上的时间减少到 6 个小时左右。你可以晚点上床，早点起床，只要在平均睡眠时间上加 1 个小时，这就是你最多可以待在床上的时间。

如果你决定要减少待在床上的时间，那就把起床后的时间充分利用起来，做些能让你愉悦的事情。

当你觉得非常疲惫，很难推迟上床时间，一定努力让自己清醒，好好活动一下筋骨，比如散步或做家务，可以抵御疲劳的侵袭。

在睡前 1 小时一定要让自己逐渐平静下来，尽量避免打电话、争论吵架、玩电脑或看令人激动的电视节目，以免让自己处于兴奋状态，而影响你的睡眠。

当然，减少床上时间只是短期的做法，一旦你的睡眠效率增加到 85%，而且有信心继续保持这样的睡眠效率，那你就可以每周适当增加 30 分钟的床上时间，长此以往你终将获得令人满意的睡眠量。

六、保持固定的时间起床——生物钟的调整

> 每天固定起床时间，定时去迎接早晨的阳光，那么你的生物钟就会准时运转，这是提高睡眠质量的关键。

南美洲危地马拉有一种"第纳鸟"，每过30分钟就会"叽叽喳喳"地叫上一阵子，且误差只有15秒，那里的居民常用其叫声来推算时间，称之为"鸟钟"；非洲密林里有一种报时虫，它每过1个小时就变换1种颜色，当地居民会把这种小虫捉回家，通过小虫的变色来推算时间，称之为"虫钟"；南非有一种大叶树，叶子每隔2个小时就翻动1次，当地居民称其为"活树钟"；阿根廷有一种野花也能报时，每到初夏晚上8点左右便纷纷开放，被称为"花钟"。

万物之灵的人类，同样受着生命节律的支配。人体内存在一种决定人们睡眠和觉醒的生物钟，它根据大脑的指令，调节全身各种器官，以24小时为周期发挥作用。

每天固定起床时间，定时去迎接早晨的阳光，那么你的生物钟就会准时运转，这是提高睡眠质量的关键。

可是，遗憾的是，为了补充睡眠，许多失眠者都会在周末或失眠后睡懒觉，他们慵懒地在床上躺着，期望能多睡或多休息几个小时，这种办法在短期内可能有一定作用，但长期下来

反而会导致失眠。

　　杨小姐是一家软件公司的项目经理，为能在竞争激烈的行业中生存下来，她每周一到周五白天忙公司业务，晚上回家整理项目策划，经常凌晨 1～2 点才睡，早上还要准时起床上班。"所以，每逢周末我就关掉手机，起码睡到第 2 天 11 点多再起床，有时甚至早饭、午饭都省了，直接吃晚饭。"杨小姐说。起初自己觉得这样补觉还不错，而且每次睡到自然醒后感觉皮肤很好。可大概过了半年多，她开始觉得周末睡多了，周一上班反而更无精打采，且食欲不佳，有时连经期都不准。更糟糕的是，自己平时晚上经常会失眠，最多只能睡上 3～4 个小时，白天又特别困，很苦恼。

　　我们知道，阳光对于人体体温和褪黑激素有重要的调节作用，进而强化睡眠 - 觉醒生物钟的正常运转。清晨，太阳升起，我们拉开窗帘、伸伸懒腰，体温逐渐升高，迎接新的一天。我们坐在有阳光照射的地方用餐，缕缕阳光温暖地照在身上，仿佛给我们注入了活力，愉快的生活开始了。

　　但如果在周末或失眠后起得很晚，太阳早已普照大地，你接触日照的时间会推迟，体温上升的时间也会后移，夜晚体温下降的时间也会推迟。如果你还是按平常的时间上床，你一定会睡不着，这就像引起时差反应一样，只是没登上飞机而已。

　　因此，无论前一晚睡得多糟糕，每天都要在大致相同的时间起床，周末也不例外。我们可以定好闹钟，每天在闹钟响前或响后半小时内起床。我们可以阅读、锻炼、遛狗或散步，这些都能让人变得愉快，让我们更有可能按时起床。

　　只要定下固定的起床时间，过不久你会发现，半夜醒来的次数与时间减少了，睡眠效率也提高了，床成了你睡眠最好的暗示。最终，你将会睡得更好更甜。

七、越努力地想睡着就越睡不着——失眠的错误做法

> 我们从小就被教育，凡事都要努力、努力、再努力，这种信念可能在生活的很多方面都有效果。但在失眠这个事情上却是你越努力地想要睡着就越睡不着，只有当你不强迫自己睡着的时候，才能入睡。

随着时间渐渐逼近，小林惶恐不安，他害怕，今晚又是一个难熬的失眠之夜。

每晚重复着同样的痛苦折磨，精疲力竭的小林爬上床，关了灯，却睡意全无，他越努力入睡就越翻来覆去难以入睡，就越发感到紧张和挫败。一想到自己睡不着，一波波焦虑和紧张的想法就侵袭着他。最后，小林又烦恼起生活中的问题：明天的会议，母亲的病，孩子的学业。

失眠已成为小林生活中的噩梦。

在一项"强制入睡对人的影响"的研究中，研究人员让一些受试者尽快睡着，最先睡着的人有现金奖励。然后再告诉另外一些受试者，像往常一样入睡就行。最后提供现金奖励的受试者，入睡需要的时间是其他受试者的3倍。这项研究表明，

强制入睡会增加生理与心理上的兴奋感，让人的脑波、心跳、呼吸加速，肌张力增强，这会让人更加难以入睡，也让人一看到床就会失眠。

我们从小就被教育，凡事都要努力、努力、再努力，这种信念可能在生活的很多方面都有效果。但在失眠这个事情上却是你越努力地想要睡着就越睡不着，只有当你不强迫自己睡着的时候，才能入睡。

在看电视或者看书的时候总是打瞌睡，到了上床睡觉的时候，又总是很清醒；晚上该睡觉的时候总是睡不着，而快到天亮起床的时间又能睡得很好。如果你常常是这样，那你的问题可能就是：你太努力地想让自己睡着。

怎样才能让自己不这么努力呢？

其实对待失眠有时候很简单。你如何对待朋友，就如何对待失眠。不要与它较劲，对它"客气"点，学会向它服输。要抱着一种"与之和平相处"的态度，不要急于摆脱它，不要怕它，也不要讨厌它，更不要试图与它对抗。而是要接纳这种状态，不要把失眠当成敌人一样去跟它斗争。对待失眠要像溪流一样，顺势而为。

睡不着的时候，不要躺着继续努力入睡，最好立刻起床，做些比较单调的事，不要做容易兴奋的事。看些内容比较枯燥的书籍则是最佳的选择。

当你把注意力集中在其他的事情上，而不是努力地让自己睡着时，反而就能很自然地入睡了。最近我看到过一篇报道，说大概三分之一的美国人都会用读书的方法让自己睡着。

如果看书，就用一个光亮充足但不刺眼的灯，看到眼睛实在睁不开，然后放下书，关上灯，自然地让自己入眠。但如果确实无法入眠，舒服地躺在床上看看书或者听听音乐，也比整个晚上翻来覆去能让自己休息得更好，手上的书或音乐总比安眠药好。

八、坚信失眠并不可怕——与失眠化敌为友

> ▸ ▸ ▸
>
> 　　如果失眠是你人为制造的敌人，给你带来了无尽烦恼，那么解除烦恼的最好办法是：与失眠化敌为友，你不与它斗，它也不会长期找你麻烦。

　　小安是一名35岁的自由撰稿人，她依然记得小时候躺在床上睡不着的情景，到大学毕业时，她的生活就已经无法摆脱永无止境的失眠了，晚上睡觉或半夜醒来时她总害怕睡不着，担心第2天的状态会受影响，或失眠会引发严重的健康问题。

　　小安的经历可能听起来非常熟悉，她对睡眠的想法是大多数失眠者所共有的。在失眠的所有因素中，对睡眠强烈的负面想法是最为突出的因素。

　　让我们来看看失眠者对失眠的描述："我一晚上没合过眼。""我一定要睡足8个小时。""我的失眠会引发健康问题。""不吃安眠药就睡不着。""我害怕上床睡觉。""晚上睡不好，一定不能好好工作。""别人都能睡着，就我不行。"

失眠者对失眠的理解是消极、损害性的；对失眠的态度是焦虑、敌意和排斥的。大家想一想，失眠的意思是清醒，但失眠者只认为他"睡不着很恼火"，而不会认为"我清醒很难受"。睡不着就是醒着，失眠者醒着在干嘛？形式上他在睡觉，实际上他在做一件要紧的事：与失眠努力做斗争。

我们大多数人从小就被告知，足够的睡眠非常重要，如果睡眠不足，第 2 天就不能正常工作、生活，或学习。但事实并非如此。

失眠是睡眠生活的一种常见现象，不管何种原因导致的偶尔失眠，机体的自动调节功能会发挥作用而恢复睡眠的。可有些人一旦失眠，就开始怀疑身体或心理有问题，并对自己的失眠高度关注，才让失眠成为了挥之不去的噩梦。

如果你恐惧失眠，你需要检视"失眠"对你的含义是什么？

失眠可能是提醒你，你已无意识地压抑了某种激情。你需要认真考虑自己的价值观，知道自己到底想要怎样的生活，从而让自己有清晰的定位，有努力的方向以释放生命的激情。

失眠也许意味着，你生活中出现了糟糕的事情，或者内心有未解决好的情结。那么，你需要将潜在的情结意识化，或者需要实际地去解决事情，从而让生活留下的伤痛、哀怨、遗憾和悔恨彻底释怀。

失眠可能对你仅仅是一种提示：你是一个生命力旺盛、潜力很大的人，你并不需要原来那样多的睡眠。那么，你需要坦然接受现在的睡眠时间。

失眠可能在提醒你，你需要去学习和接受有效的思维和选择改变某些观念，或尝试接受新的观念。比如"我可能比想象中睡得更多"，"我白天的表现不光是受我睡眠的影响"，"如果我昨晚没睡好，今晚就更容易睡好"，"少睡是脑力充沛的表现，我需将这份力用于外界"。有位哲人不是说过"如果每天少睡2个小时，你就多活了10年"吗？

失眠本是睡眠偶尔出现的顽皮，会随着身体的自我调节而变得懂事。可你看它就像是看一枚危险的炸弹，或是害人恶魔，想尽办法要排除它、消灭它。它本来很弱小，也不可怕，是你对它过度关心而强化了它的力量，它才顽固地纠缠你。所以你需要善待失眠，不与它对抗，而是与它和平共处。

另外，不要将白天的不好表现完全归咎于睡眠不足。例如我的一个病人就认为，她的感冒是失眠所致，虽然失眠可能会让他更易患感冒，但缺乏锻炼、压力等其他因素也可能牵涉其中，所以你要学着不将所有的不幸都归咎于失眠。这会减少你的消极睡眠想法，帮助你放松身心，改善睡眠，大大增强掌控睡眠的自信心。

疾病是生命的一种状态，就像死亡属于生命一样。同样的，睡眠是我们生活的一部分，偶尔失眠也是我们生活的一部分，你与自己的某部分为敌，不外是自己跟自己作对。如果失眠给你带来了无尽烦恼，那么解除烦恼的最好办法是：与失眠化敌为友，你不与它斗，它也不会长期找你麻烦。

想要不失眠就要舍得放弃对失眠的关注，这叫不为而为之。

九、晚上要做的放松和伸展运动——教你几招放松操

> ▶▶▶
> 　　当我们紧张、难过、焦虑的时候，总会有人提醒我们要学会放松。放松确实很有养生价值。

当我们紧张、难过、焦虑的时候，总会有人提醒我们要学会放松。放松确实很有养生价值，可以有效解决许多健康问题。包括失眠、焦虑、恐慌、头痛、背痛、胃肠问题如肠道易激综合征、高血压、经前期综合征、不孕不育、化疗引起的恶心与呕吐等。

既然放松有如此价值，晚上睡前，做做让你放松的睡前催眠操，对你的睡眠也应很有好处。具体做法如下：

1. 浴面操

选择安静清洁的环境，平心静坐，闭目，双掌置于鼻两侧，从下巴颏向上搓面部至前发际，再自上而下搓面部50～60次。揉搓力度不宜过大。

2. 十指梳理操

以指代梳，指尖着力于头皮，双手同时进行，从前额开始呈扇状向后推摩。手法以柔为主，柔中带刚。此时会感到头部轻松舒适，约1分钟。

3. 眼操

保持静坐姿势，闭目，用右手拇指、食指分别轻按右眼，先按顺时针方向揉按 30 次，再按逆时针方向揉按 30 次。然后以相同方法按左眼。手法宜轻柔，力度不宜过大。

4. 双脚趾运动

仰卧，双手放于脑后，吸气同时将双脚趾向头部方向翘，不能坚持时，再呼气放松脚趾。重复 10 次。

5. 肩臂绕环

身心放松，保持站立姿势，双手置于肩上，两肘由前向上、向后、向下绕环 15 次，再反方向绕环 15 次。动作幅度、速度宜适当。

6. 深呼吸下蹲

身心放松，双足稍分开站立，吸足气后，屈膝下蹲，同时慢慢呼气，头随下蹲而垂于两膝间，双手放于两腿外侧，然后逐渐站起并吸气。反复做 12 次，动作要缓慢，呼吸要深长。

7. 全身伸展运动

尽量向上伸直右胳膊摸天花板，你会感到身体右侧都向上伸展着。然后左侧也做相同的动作。左右各 15 次。

8. 洋娃娃式摆动

身心放松，双脚分开站立，弯腰，轻松地摇手和手臂，同时将你的头垂下，左右摆动 30 次。

睡前催眠操每晚练习 1 次，10 次为 1 个疗程。一般情况下 1 ～ 2 个疗程即可发挥疗效。

十、腹式呼吸——最简单的放松方法

> ▶▶▶
>
> 　　你的大脑就像火车站，忙忙碌碌，1分钟也静不下来。而当你专注于呼吸的时候，你的大脑就停止了胡思乱想。

　　最简易的放松方法之一就是腹式呼吸，它对很多紧张状态都有效。但是，在还没有学会怎样做腹式呼吸之前，你千万不要在睡觉的时候做。直到学会了，才可以用于上床睡觉的时候。

　　你可能会觉得它太简单了，根本不需要练习，但其实不尽然。下面我们就来看看具体怎样做腹式呼吸。

　　取仰卧或舒适的冥想坐姿，放松全身，观察自然呼吸一段时间。右手放在腹部肚脐，左手放在胸部。吸气时，最大限度地向外扩张腹部，胸部保持不动。呼气时，最大限度地向内收缩腹部，胸部保持不动。循环往复，保持每一次呼吸的节奏一致，细心体会腹部的一起一落。

　　也就是说，你要把腹部当皮球，用鼻吸气使腹部隆起，略停1～2秒后，经口呼出至腹壁下陷。每分钟5～6次即可。

　　腹式呼吸的关键是：无论是吸还是呼都要尽量达到"极限"量，即吸到不能再吸，呼到不能再呼为度。同理，腹部也要相应收缩与胀大到极点，如果每口气直达下丹田则更好。

腹式呼吸最大的好处就是把呼吸变得很复杂。为了做得正确，你必须专注于每一个步骤，这样就达到了"以一念代替万念"的目的。你的大脑就像火车站，忙忙碌碌，1分钟也静不下来。而当你专注于呼吸的时候，你的大脑就停止了胡思乱想。当你的大脑停止胡思乱想去体验身体呼吸的过程时，就是在给自己的身体充电，这跟睡眠的作用是类似的。

可能有的人只需要练习10分钟，就能够掌握这种呼吸方法，而另一些人可能需要1个月的时间。

如果腹式呼吸不能够立即有效果，也不要放弃。每天坚持练习，总会见到效果。

十一、自我催眠并不神奇——有效的助眠方法

> 不管用什么方式，只要让人快速脱离现实，进入恍惚状态，都属于催眠现象。

李小姐虽然年纪轻，可是睡眠质量一直不好，每晚睡觉都睡得很浅，稍有一点动静就会被吵醒。自从去年开始，李小姐就陷入失眠的困境，整晚都睡不着。起初她以为是室友过响的打鼾声吵得她睡不着，就换了一套清静的房子一个人住，可是依旧彻夜难眠。整夜的失眠让她第2天的精神状态总是特别萎

靡，工作时也常常心不在焉、提不起劲，而且经常出错。为了能让自己摆脱失眠的困扰，李小姐尝试了各种办法，睡前喝点热牛奶或者喝点红酒、听听轻音乐等，可是失眠的症状依然没有缓解。难道真的要靠吃安眠药才能使自己进入梦乡吗？

最近，微博上流传的一组号称可以治疗失眠的图片引起了李小姐的关注。这些"催眠图片"全部都由黑白两色组成，有一定的立体感，每张图上的色块都在不停地、有规律地运动，就如同一个黑白的万花筒一般。不少使用过的网友都表示对治疗失眠确实具有一定的作用。

提起催眠，很多人都会联想到"催眠术"。的确，太多的电影情节把催眠讲得神乎其神。其实催眠并不神奇，催眠现象无处不在：看一部电影，进入剧情而失去理性判断时；听一个人说话，慢慢无条件认同说话的人；深爱一个人以至于不能识别幼稚的骗局而上当；听一段音乐到了痴迷的境界。不管用什么方式，只要让人快速脱离现实，进入恍惚状态，都属于催眠现象。

人的身心是一个整体，大脑是身体的司令部。当我们内心充满了焦虑紧张等消极情绪时，神经肽–P物质和去甲肾上腺素在体内会大量释放，使全身血管收缩，气滞血瘀，各种身心疾病由此产生。而人在喜悦、大笑、回忆幸福的体验时，会有大量的脑啡肽分泌，这种脑啡呔的止痛能力超过天然吗啡的200倍，是人体内部主要的止痛系统。如果在催眠状态下不断地强化积极情感、良好的感觉及正确的观念，人脑中枢神经也会分泌大量的脑啡肽，不但有止痛作用，而且让人内心感到安详宁静，从而改善睡眠质量。

我向大家介绍的是一种能够帮助睡眠的方法——自我催眠。

把自己身上的物品放下，尽量让自己感觉到轻松，在床上用舒服的睡姿躺下，轻轻闭上眼睛，慢慢地做深呼吸，不用理会头脑中闪过的任何思想，一直保持深呼吸，等到自己觉得够平静时，就开始每做一个深呼吸时在心里数一下，一直数到20，然后在内心对自己说：放松头部，放松头部。放松脖子，放松脖子。放松两侧肩膀，放松两侧肩膀。放松双手，放松双手。放松胸部，放松胸部。放松背部，放松背部。放松腹部，放松腹部。放松臀部，放松臀部。放松双脚，放松双脚。放松左脚，放松左脚。放松右脚，放松右脚。放松两脚的脚底，放松两脚的脚底。慢慢地感觉身体越来越沉，越来越深入，越来越舒服，越来越放松。当然，要是觉得还不够放松，那就再做一次。

接着，可以想象自己在海边、在花园，甚至是在母亲的怀抱等。例如想象自己躺在海边，柔软的阳光、微微的海风、轻轻的海浪声，觉得浑身懒洋洋的，十分惬意和享受。此时，可以给自己心理暗示，告诉自己现在的身体很松软、自己会有一个很好的睡眠等，慢慢地，人就会变得全身放松并且进入睡眠状态。

除了通过想象的方式，也可以使用一些经典的方式进行自我催眠。

可以在床的正前方放一个花盆，眼睛看着这盆花，从中选择4种物品，比如花朵、树叶、花盆、花架。然后注意自己的听觉，选择4种声音，比如路上的车流声、空调的声音、隔壁的打呼声、钟表走动的声音。再从身体选择 4 个部位进行感受，比如脚、手、腿、胳膊等，感觉自己的身体越来越松弛、平静。接着给自己一个心理暗示，如"我现在越来越放松、人越来越舒服"。之后再重新看花盆，这次选择 3 种物品，比如花朵、树叶、花盆。然后听 3 种声音，比如钟表声、空调声、车流声。再感受身体 3 个部位越来越松弛，比如腿、脚、胳膊。接着按之前给自己同样的暗示。依次循环、递减，逐渐将注意的事物减少为 2 种、1 种，直至进入梦乡。

如果经常在同一个地方，比如在同一张床上通过自我催眠的方式来进行失眠治疗，经过一段时间的催眠过程，失眠患者会对这张床产生一定的条件反射，只要躺到了这张床上，自然而然就会产生睡意。

十二、迷你呼吸——60 秒极速入睡法

▶ ▶ ▶
> 除了放松自主神经系统外，4-7-8 呼吸法还有助于让人们的感觉和身体密切相连，让人少想那些杂七杂八的事情，这样就能安然入梦了。

不是每个人都能享受好的睡眠，夜晚躺在床上翻来覆去睡不着，这样的痛苦经历不少朋友都曾经有过。在这个时候大家可能会尝试各种不同的办法，比如洗热水澡、喝热牛奶，又或

者是数羊，但这些办法却未必见效。现在一位科学家声称他有办法让失眠者 60 秒钟之内就酣然入眠——不用处方药物，也不用奇怪的灯光。

美国亚利桑那州的安德鲁·威尔博士是一位曾经在哈佛大学受训的医生，他推广了一种帮助睡眠的 4-7-8 呼吸方法，称为"神经系统天然的镇静剂"。这种方法有助于缓解身体内的紧张，而且做起来非常简单，几乎不需要时间，也不需要任何仪器，在任何地方都能做。

迫不及待地想学了吧？下面让我们来一起学习吧。

1. 用口呼的一下大呼气，同时发出"呼"的声音。

2. 闭嘴，用鼻子吸气，在心中数 4 个数：1，2，3，4。

3. 停止吸气，屏住呼吸，在心中数 7 个数：1,2,3,4,5,6,7。

4. 用口呼的一下大呼气，也要发出"呼"的声音，同时心中数 8 个数：1，2，3，4，5，6，7，8。

每 4 次这样的"一呼一吸"为 1 遍，需要重复 3 遍。因为呼吸的时候心中要数数，所以威尔医生称这种方法是 4-7-8 呼吸法。

不过，大家需要注意的是，呼吸中我们总是通过鼻子静静地吸气，然后伴随着可以听见的声音从嘴巴呼气。整个过程中我们的舌尖都保持在一个位置，即要舌抵上颚。呼气用的时间是吸气时间的 2 倍长。花在每个阶段的时间其实并不重要，4:7:8 的比例才是最重要的。

我们人体在正常情况下，功能相反的自主神经（交感和副交感神经）处于相互平衡制约中。在紧张有压力的时候，交感神经活动起着主要作用，让人处于兴奋、应激状态，这样时间久了就会导致身心的不平衡，从而引发睡眠缺乏的情形。

4-7-8 呼吸法之所以有效，在于它可以使氧气更好地充满肺部，这些额外的氧气能对自主神经系统产生一种放松效果，促使人们进入一种平静的状态。除了放松自主神经系统外，4-7-8 呼吸法还有助于让人们的感觉和身体密切相连，让人少想那些杂七杂八的事情，这样就能安然入梦了。

4-7-8 呼吸技巧是由古印度一种叫作调息的方法发展来的。建议大家每天练习 2 次，6 ～ 8 个星期之后就能熟练掌握，从而实现 60 秒入眠。

十三、美妙的音乐治失眠——音乐疗法

让失眠的人听舒缓的民乐、轻音乐等，可以使其情绪平稳、放松。音乐有不同程度的镇静、镇痛、降血压作用，能使患者心平气和，消除不安和烦躁而安静入眠。

在一家公司上班、刚满 22 岁的男孩小贺，去年开始出现失眠，常常是夜晚早早上床，却在凌晨 2 ～ 3 点才能勉强睡着。可他自小怕上医院，这次也是坚决不去医院，可是，眼看着他的失眠越来越严重，家里人既担心又无奈。最近小贺突然高兴地向大家宣布："我现在吃得香，睡得好，晚上再也不失

眠了。"

说起小贺的治愈之路，完全得益于音乐疗法。

原来，小贺小时候身体很弱，常常去医院治病，所以到现在一提起医院就害怕。即使失眠让他痛苦不安，他也不想去医院。拖了2个多月，小贺不仅睡不好，连吃饭也没胃口了。为了解决失眠问题，小贺把看书、闭上眼睛数数、泡脚等各种办法都试过了，可还是没有改善，精神也越来越差。

为了不进医院，他开始上网寻找治疗失眠的办法，无意间看到了艺术疗法。他从互联网和书本上了解到，在心理治疗领域有广义的艺术治疗法，也就是通过学习美术绘画、音乐舞蹈、黏土雕塑等课程，达到治疗目的。小贺查阅了大量资料后，决定采用"音乐疗法"。

刚开始，小贺和大家一样，把"音乐疗法"理解为边听音乐边睡觉，把听歌当成催眠，但尝试了1周，发现失眠没有丝毫改善。小贺没有灰心，心想反正也睡不着，倒不如认真听听歌的旋律。于是小贺不再把听歌当成催眠，而是想认真听清歌曲的每一个旋律，不知不觉的，他居然睡着了！第2天早上醒来的时候，耳机里还放着歌！

第一次成功让小贺兴奋不已，他也看到了希望。从那天开始，他做了更多尝试。渐渐地，小贺感觉自己和音乐产生了共鸣。

小贺自从爱上音乐之后，不仅不再失眠，还能用听歌来消除紧张、焦虑、忧郁等情绪的影响，他的"音乐疗法"非常成功。

自20世纪40年代起，人们已逐渐将音乐作为一种医疗手段，用在某些疾病的康复中，起到降低血压、减轻疼痛及消除紧张等效果。实践证明，让失眠的人听舒缓的民乐、轻音乐等，可以使其情绪平稳、放松。音乐有不同程度的镇静、镇痛、降血压作用，能使患者心平气和，消除不安和烦躁而安静入眠。尤其是以焦虑、忧郁症状为主的失眠患者，听柔和、优美、抒情类音乐，能帮助病人排除忧郁和焦虑。

只要认真听，你会发现，肯德基、麦当劳里放的音乐跟法式西餐厅放的音乐非常不一样。快餐厅的音乐好像在催你快走，让你坐不下去；但法式西餐厅的音乐一定是悠扬的，像在说故事。音乐中包含了很多东西，需要我们细心去品味。

音乐疗法不失为一种良好的治疗失眠的方法，而且它没有任何副作用，失眠者可以试试。

十四、不要做气炸自己的气球——给愤怒一个出口

其实，愤怒并非一件坏事，只要方法恰当，愤怒也是可以表达出来的。一味隐忍可能会让愤怒更加强烈地爆发，毫无疑问，认清自己的需要，学会表达愤怒，就是和他人建立更健康的关系。

鲁迅先生家的两个保姆，不知何故发生了口角，先生受不了整日的吵闹，失眠了，隔壁的小姑娘不解地问："先生你为

什么不制止她们呢？"鲁迅先生笑着说："她们闹口角是因为彼此心里都有气，如果我说她们，口角虽然可以暂时压下去了，但心里有气是压不下去的，恐怕也要失眠，与其三个人都失眠，或者两个人失眠，还不如让我一个人失眠算了。"

我的一位病人最近一段时间总是失眠，胡思乱想，胸闷，她说："你不知道我以前对我婆婆有多好，那时候刚结婚，她对我不满意，老觉得我配不上她儿子，老是在我面前数落我。虽然我很生气，还是对她特别好。每次我都央求她来我家住，我每天会给她做好吃的，陪她去洗澡，给她搓背。这几年我身体不好，她来了以后还是想让我伺候，也从来没有说过一句安慰的话，只要我爱人为我做一点什么，她马上就冷言冷语。前一段时间还把给我的结婚项链又要了回去，我也是乖乖地还给人家。可是现在想起来就好难过，我觉得自己窝囊透了，真的觉得自己好无能。"从她的描述里，我感到更多的，不是她有多憎恨婆婆，而是对自己的责怪，责怪自己的窝囊和无能。

有一个误区是，从小我们就被教导不要让怒火酿成苦果，害人害己。然而压抑愤怒会引起一系列的身心问题：不满情绪会转化成一种内心的狂躁，让神经饱受考验，甚至变得更敏感易怒；而且很可能会找到一个替罪羊，把怒火发泄在无辜者身上。我们常常会听到这样的故事：爸爸在公司被上司骂了，不敢吭气，带着愤怒回家，看见妻子正在忙碌，饭还没有做好，就没好气地责备妻子，妻子觉得委屈，也没发作。看见儿子正在沙发上玩游戏，就生气地数落孩子。孩子觉得生气，但不敢说话，气呼呼回到卧室，看见自家的猫咪，过去就踢一脚。想想我们的生活，这样的情形是不是经常见到？

压抑愤怒并不能真正保护自己的利益，反倒增加自己无能的痛苦。结果，那些压抑的怒火会回转头来对自身进行攻击。身体会慢慢用不易察觉的病痛来消化这些情绪。长此以往，我们的身体就该遭殃了，比如出现失眠、抑郁、焦虑、背部疼痛、溃疡、皮肤病等。

很多时候，人们除了拒绝别人的愤怒，同时也不想表达自己内心的愤怒，其实，愤怒并非一件坏事，只要方法恰当，愤怒也是可以表达出来的。一味隐忍可能会让愤怒更加强烈地爆发，毫无疑问，认清自己的需要，学会表达愤怒，就是和他人建立更健康的关系。

愤怒不是坏事，事实上，愤怒比恐惧对人的健康更为有利。怒火的背后总是隐藏着痛苦，但是不分青红皂白地乱发脾气也是愚蠢的。必须学会把这种能量向外发泄。当愤怒来临时，试试下面的"发怒三部曲"：

（一）分散注意

当突如其来的愤怒袭上心头，言辞冲撞、歇斯底里只会让局面变得更糟。此时最关键的是保持冷静。你可以试试：从1到10默念；摔打枕头、撕纸片等以转移注意力；或者给好朋友打电话倾诉一番。

（二）厘清思绪

到底是什么点燃了你心中的怒火？试着问问自己这些问题——是你感到受伤害了吗？他 / 她是有意还是无心？有没有不发怒却能解决问题的方式？你大吼大叫到底是想达到目

的？你应当试图回答这些疑问。只有这样，你才能知道接下来
该做什么。

（三）表达不满

一旦觉得已经控制了情绪，你就可以表达自己的感受了。
但请注意，要真诚，也不要降低自己的原则。心理学家托马
斯·高登为我们推荐了一个方法：说出自己的感受，但是要能
站在别人的立场。不要滔滔不绝，不要不容对方说话，也不要
在他/她面前让步。只有找到修整你们关系的方法，才能真正
达到目的，让每个人都保留自己的完整性。

表达愤怒的好处远远不止是出了口恶气，它的可贵之处是
重建自己和自己、自己和别人的关系。所以，好好地小小地发
一次怒，会让我们找回和谐。

十五、一个小丑进城胜过一打医生——寻找久违
的笑容

在孩童的时候我们常常会无所顾忌地欢笑，但是现
在随着年龄的增长，我们逐渐失去了这种心性，很多人
变得过于紧张严肃，已经忘记了怎么笑。尤其是当我们
每天与失眠做着斗争，苦苦寻求如何能美美睡觉时，那
久违的笑容呢？请问问自己，你经常笑吗？

英国著名化学家法拉第由于长期紧张工作，患上了头痛、失眠等症，多年一直未能根除，健康每况愈下。后来他请了一位高明的医师，经过详细询问和检查，医师开了一张奇怪的处方，没写药名只写了一句谚语："一个小丑进城胜过一打医生。"开始法拉第百思不解，后来逐渐悟出其中的道理，便决心不再打针吃药，而是经常到马戏团看小丑表演，每次都是大笑而归，从此他的紧张情绪逐渐松弛，不久头痛、失眠的症状也消失了。

记得在北京学习的时候，同寝室来了一位新同学，她看起来非常的孤傲，也不搭理我们，但是随着时间的推移，才发现她是一位非常开朗随性的女孩。她常常组织大家唱歌、跳舞、讲笑话，让我们紧张的学习生活变得轻松愉快，在哈哈大笑声中，我们都觉得自己变成了孩童。同学之间的这种亲密感也陡然增加了。有一天，我们还提议大家用自嘲的方式讲讲以前发生的糗事，一般来说，会自嘲的人才是真的自信的人，所以学会自嘲是一种能力，也是一种智慧。用自我调侃的方式，其实是非常解压的，它让你卸下伪装，以轻松的心态看待自己的缺点，放松自己，懂得人无完人。

近年来国内外不少城市流行起了一种大笑活动，参加对象上至 80 岁的老人，下至还在读书的孩子。参与者通常会定期聚集在公园、广场等公共场合，他们虽然彼此互不相识，但是却都笑得畅快。该活动的目的在于释放自己的压力，保持快乐心境。

你们还记得吗？在孩童的时候我们常常会无所顾忌地欢笑，但是现在随着年龄的增长，我们逐渐失去了这种心性，很多人变得过于紧张严肃，已经忘记了怎么笑。尤其是当我们每天与失眠做着斗争，苦苦寻求如何能美美睡觉时，那久违的笑容呢？请问问自己，你经常笑吗？

那就试一试下面的方法吧：

1. 首先，弯下腰让双手自然轻松下垂，然后开始慢慢起身，双手也跟着升起，当把自己全身伸展拉长之后，舒展你的面部肌肉，开始用力大笑5声，哈，哈，哈，哈，哈！对啦，就是这样狂笑，让自己从上到下都开始笑起来。在你发笑的时候，你会感到有股气流从腹部涌出，经由胸腔，一直到口腔释放出来。

万一笑不出来怎么办？别担心，试试对着镜子做这个大笑练习，当你看到自己在镜子中滑稽的样子时，想不笑都难。自己练习后，可以叫上家人一起开个家庭大笑合唱团！

2. 看看报纸上的漫画，租借搞笑的影碟，到电影院看滑稽的电影，看电视上播出的喜剧或午夜秀，听听相声，看看小品。

3. 和风趣的人打交道，避开一本正经的人，要是听见了好的笑话就记住它，然后说给其他人听。

4. 与周围的孩子多接触一下，找回童心，你可以蹦蹦床，荡荡秋千，在雪地里玩耍或者玩些幼稚的游戏，多多观察孩子吧，与他们一起玩耍，他们是教你轻松的最好的老师。

十六、有快乐的心就有快乐的容貌——快速乐观法

> ▶▶▶
>
> 乐观者与悲观者之间，其差别是很有趣的：乐观者看到的是希望，悲观者看到的是陷阱。人生可以没有很多东西，却唯独不能没有希望。希望是人类生活的一项重要的价值。有希望之处，生命就生生不息。

"我正在上高三，感觉很有压力，总是很讨厌学习，但又明白不得不学习，我成绩不好，想提高又怕自己做不到，觉得自己不行。住在学校每天都很想出去，无论哪里只要能离开学校就好。平时经常高兴不起来，很压抑，晚上控制不住地胡思乱想导致失眠。感觉世界上没什么东西可以让我真正高兴，觉得生活好无趣。事情容易往坏处想，偶尔会感到很无助，想找个信任的人倾诉，抱着大哭一场。"

看着这样一个面带愁容的高三女孩，我的心也变得沉重起来。

记得看过这样的故事：父亲想对一对孪生兄弟做"性格改造"，因为其中一个过分乐观，而另一个则过分悲观。一天，他买了许多色泽鲜艳的新玩具给悲观的孩子，又把乐观的孩子送进了一间堆满马粪的车房里。第 2 天清晨，父亲看到悲观的孩子正泣不成声，便问："为什么不玩那些玩具呢？""玩了就

会坏的！"孩子仍在哭泣。父亲叹了口气，走进车房，却发现那乐观的孩子正兴高采烈地在马粪里掏着什么。那孩子得意洋洋地向父亲宣称："我想马粪堆里一定还藏着一匹小马呢！"

乐观者与悲观者之间，其差别是很有趣的：乐观者看到的是希望，悲观者看到的是陷阱。人生可以没有很多东西，却唯独不能没有希望。希望是人类生活的一项重要的价值。有希望之处，生命就生生不息。

美国有两位专门研究乐观的心理学家曾整理出了几个乐观的入门技巧，方法简单，而且效果很好，能立刻让人变得乐观起来。

（一）使用愉快的声调说话

谈到人际沟通，有个道理极为重要：重点不在于我们说了什么，而是在于我们怎么说。我们的声音其实是有表情的。同样的一句话用不同的语调来说，传达的意思可能完全不同，比如生气地说"你真讨人厌"和撒娇地说"你真讨人厌"。你的感觉会完全不同吧！

我们其实也有这样的体会，面对一位笑容可掬，声音温柔甜美的人，心情突然会好很多。而面对一位皱着眉头，语调强硬的人，我们无形之中就会心生厌恶，想快速离开。

知道了语调的神奇之后，接着我们要提醒自己，如果想变得幸福开心一点，就先假装自己就是个幸福的人，用很愉快的声音开始说话。先假装，假装久了就变真的了。试试看吧！有快乐的心就有快乐的容貌。

（二）抬头挺胸

你觉得这是老生常谈吗？

事实可不然，相信你也有过这样的体验，当心情低落的时候，我们往往是无精打采，垂头丧气；而心情极佳时，自然是抬头挺胸，昂首阔步了。所以身体的姿势的确与心理的状态密不可分。

另外，当一个人抬头挺胸的时候，呼吸会比较顺畅，让我们觉得自己还行，能够应付压力，当然也就容易产生"这没什么大不了"的乐观态度。

下次，当悲观的念头又冒出来时，赶快调整一下姿势，抬头挺胸地带出乐观心境吧。

（三）不埋怨，只想解决问题

研究发现，乐观的人所列出的烦恼事远低于一般人，而他们花在抱怨上的时间远远少于一般人。

也就是说，乐观的人在面对挫折的时候，不会花时间去抱怨。他们共同的态度是："我现在没时间抱怨，赶快解决问题。"

我们少一分抱怨，就多一分时间进步。乐观的人比较容易成功，因为他们的时间及精力都用来改善现状。

所以请从现在开始，把我们思考问题的方向从往后看怨天尤人，改为向前望解决问题就行了。在面对不如意时，只要遵循这一个重要的方向，你就会发觉自己的挫折忍受力大为提高，更容易从逆境中走出来，回归幸福。

（四）用积极的字眼代替消极的说法

一般而言，在日常生活中所使用的字眼可以分成三类：正面的、负面的及中性的。

现在聊聊负面的字眼。例如"问题""失败""麻烦""紧张"等。如果你常使用这些负面字眼，恐慌及无助的感觉就随之而来。我们发现乐观的人很少会用这些负面的字眼，比如他们不说"有困难"而说"有挑战"，不说"我担心"而说"我在乎"，不说"有问题"而说"有机会"。

一旦开始使用正面的字眼，心中的感觉就积极了起来，更有动力去面对生活。

让我们一起加油，用乐观的心态面对现在和未来。

十七、做自己的幸福建筑师——对自己的情绪负责

> ▶▶▶
> 女人要有让自己幸福的能力，热爱生活，照顾好家庭，不冷落自己，这才是真正幸福的女人。

"在撕心裂肺的离婚过程中，我才醒悟到一个女人最重要的是你自己，你的健康，你的工作，你的容貌，你的才能，你的学识，这些才是你幸福的源泉。而将幸福寄托在别人身上是

多么的脆弱，谁又能永久地为你的幸福负责呢？女人应该为自己的幸福负责。也许这就是这场婚姻给我的最大收获。"

望着眼前自信的好友，想起之前她在婚姻中的付出、挣扎、抑郁、痛苦和整夜的辗转反侧，我欣慰地笑了。

我想每个女人都期盼一段永恒的爱情，一桩美满的婚姻。感情在女人的生命中占有很大的比重，很多女人将自己的幸福寄托在爱情和婚姻中。认为自己幸福与否应由他人负责。"因为他爱我，我才会爱自己。""只有别人照顾我了，我才会心满意足。""只有别人替我拿主意了，我才会无忧无虑。""都是你啦，你让我很生气，"或者是"都是你，你让我不幸福。"这些话听起来很熟悉吧？

其实这种念头是我们对于幸福理解的最大误区，也往往会让我们陷在负面情绪当中，久久不能自拔。

为什么这么说呢？你想想看，比如丈夫晚回家，在这个状况之中，有人的感受会是非常生气，他怎么可以晚回？有人的感觉就是担心，他会不会出了什么事儿？也有人会想，他既然晚回一定有原因的，反而产生了体谅的感觉。这下你就知道了，我们所有的情绪，其实都是我们诠释世界之后的主动决定。

了解了情绪的秘密，有一个很大的好处是我们会从现在开始为自己的情绪负责任。为自己的情绪负责，不是一条轻松的道路，但却是心灵成长的最好选择。

奥巴马的夫人去买花，花店老板说："你真幸运，嫁给了一位总统！"她微微一笑说："我嫁给你，你也是总统！"这是怎样的一种自信！不是我嫁给谁我就幸福，而是我是谁，嫁给谁我都幸福！

女人要有让自己幸福的能力，热爱生活，照顾好家庭，不冷落自己，这才是真正幸福的女人。告诉自己，不论今天发生什么事，都不会动摇自己快乐的心境。只要你下定这个决心，就能掌握住情绪的主控权，而不会在琐碎的生活世界中，将心情的决定权糊涂地拱手让给别人。

当你下定了快乐的决心，并愿意找回情绪的主控权，你会发现自己永远不会离幸福太远。

十八、学会欣赏路边的风景——活在当下的智慧

> 有些人之所以感到很有压力，是因为他们时常不经意地同时活在"过往、现在、未来"的三度时间中，既挂念过去，又焦虑未来，往往扰乱了现在的生活，因而感到有压力，更容易在不知不觉中就与当下擦身而过。

与好友约好要在一起吃饭，我早到了几分钟，便坐在窗边，静静地看着窗外的阳光、街景，心情很是惬意。时间已经过了十几分钟，好友才姗姗走来。

待她坐定，我笑问她怎么会迟来呢？好友向我眨着眼睛说："正要熄火时，收音机传来一首很喜欢的歌，舍不得熄火，就把整首歌听完了才下车，想你也不会生气吧！"

怎么会呢？我想起自己也曾好多次为了听完一首曲子，在自家门前附近故意绕了好几圈，等到曲子结束后，才心满意足地去停车。

我看着眼前的好友，不由暗自佩服。我的朋友自己打理着一家公司，业务繁忙，生意做得红红火火。可每次见她，却总是气定神闲、怡然自得的样子。她常说的几句话是："我相信自己在过去都做了正确的选择，也相信今天的我们都在珍惜生活，还相信明天的我们会竭尽全力去努力。好好地享受当下，才能让现在充实而愉悦。"

确实，活在当下的人，总是懂得用心活在每一个当下的重要性，而能从生活中的点点滴滴中，获取内心的感动及乐趣，从而摆脱过去的负担及对未来的不安。并能真正从现实的状态中找到生命的活力，减去无谓的压力感。

可惜的是，我们现在是一个激变的"唯快"时代，工作效率求快，旅行速度求快，吃饭有快餐，恋爱结婚也出现了"闪婚式"，全然忘记了我们老祖宗的智慧："一张一弛"的文武之道。

曾听过这样的故事：一天早餐后，有人请佛陀指点。佛陀邀他进入内室，耐心聆听此人滔滔不绝地谈论自己存疑的各种问题达数分钟之久，最后，佛陀举手，此人立即住口，想知道佛陀要指点他什么。"你吃了早餐吗？"佛陀问道。这人点点头。"你洗了早餐的碗吗？"佛陀再问。这人又点点头，接着张口欲言。佛陀在这人说话之前说道："你有没有把碗晾干？""有的，有的。"此人不耐烦地回答："现在你可以为我解惑了吗？""你已经有了答案。"佛陀回答，接着把他请出了门。几天之后，这人终于明白了佛陀点拨的道理。佛陀是提醒他要把重点放在眼前，必须全神贯注于当下，因为这才是真正的要点。

活在当下是一种全身心地投入人生的生活方式。当你活在当下，没有过去拖住你，也没有未来拉着你往前时，你全部的能量都集中在这一时刻，生命因此具有了一种强烈的张力。

有些人之所以感到很有压力，是因为他们时常不经意地同时活在"过往、现在、未来"的三度时间中，既挂念过去，又焦虑未来，往往扰乱了现在的生活，因而感到有压力，更容易在不知不觉中就与当下擦身而过。

人生，就像是一座钟，我们在预先订好的圈里轮回，每个人都有各自的轨迹。过去不属于我们，未来我们不知道。而真正属于我们的，我们最终能掌控的也只有当下。一秒何其短，但无数个一秒连起来，就是一生，就是永恒。

所以，我们真的需要改变一下对待生命的态度，珍惜每一个当下。当然，也要学会不去轻易否定曾经度过的时光，因为此一时彼一时，现在去评价过往从来都不会很客观。

常会听到有人说："等到50岁我就去锻炼身体。""等到这本书写完了我就去好好休息。""等到考上大学我就好好玩。""等到孩子结婚我就跳舞。""等到55岁我要开始体检。"

不必等到未来才享受美好。请试试看，闭上眼睛，听听音乐，闻一闻香味，或彼此触摸，这些动作都会让我们真正扩展每一刻当下，在回归当下的同时，你会发觉压力也静悄悄地离你而去。

十九、没有人是一座孤岛——学会倾诉

> ▶▶▶
>
> 　　倾诉，会使人心灵表层的硬垢慢慢软化、褪掉，烦闷浮躁渐渐消失，人也渐渐变得安静。否则，"心灵结石"郁积得太多，心灵就不堪重负了。

　　赵先生今年 40 岁，日趋激烈的职场让他越来越感到对工作有些力不从心。每次一出现业绩下滑，总让他陷入可能要被辞退、要面临失业的恐慌。白天忙的时候还好一些，可一到晚上，夜深人静，他时常会很闹心，总莫名其妙地出现情绪低落、悲观压抑，有时还烦躁不安，特别想通过大喊、扔东西等方式发泄一通，这些不请自来又挥之不去的痛苦感觉让他无奈又无助。

　　在亲友看来，赵先生有着一份体面的工作，没有什么可担忧的。所以赵先生只能沉默，其中甘苦只能自知。而爱人工作也很忙，不能再给她增加烦恼。这些想法让赵先生慢慢习惯了不把遭遇到的烦心事、坏心情跟家人、跟朋友倾诉。但掩饰毕竟解决不了问题，赵先生在独处时遭遇着更加糟糕的心境，出现了失眠、头疼，稍不顺心就特别烦躁，甚至有时会在电话里对着对方大声叫嚷。心情特别糟的时候，怕见人，害怕周围有任何的响动。心情差到低谷时，多次动过自杀的念头。

大多数男人其实都是平凡的人，做出惊天动地大事者毕竟是少数。但男人却总想表现得像个强者。之所以如此，主要是为了维护自己的尊严和面子，他们害怕被别人看不起，"无能""窝囊"是他们最难以容忍的评语。他们多把痛苦埋藏在内心，压抑自己，或寻求精神刺激：酗酒、纵情声色，这些应对方法对身体、对家庭都不好。

人的感情是复杂的，生活中每个人都有烦恼，倾诉是感情倾泻的渠道。其实，承认自己的平凡并不会损害男人的尊严，却有助于保持心态的平衡。

倾诉能很好地缓解心灵压力，女人的平均寿命高于男人，这与女人爱唠叨是分不开的。女人多善于诉说，眼泪流下来，排除了有毒的情绪。高尔基曾说过："我相信，如果怀着愉快的心情谈起悲伤的往事，悲伤就会烟消云散。"

当你找不到倾诉对象时，不妨试着和自己说说心里话，或写在日记上。当你试着和自己说点什么时，心理上已经产生了一种反应，可以中和不良情绪，真正能温暖自己的是自己的体温。"和自己说点事"与"事事都向别人倾诉"相比，前者不会使你的隐私过分公开，为你保留了更多私人空间。

倾诉，会使人心灵表层的硬垢慢慢软化、褪掉，烦闷浮躁渐渐消失，人也渐渐变得安静。否则，"心灵结石"郁积得太多，心灵就不堪重负了。

第五篇

找回你的睡眠——中医在失眠中的作用

一、好睡眠从中医开始——中医有妙招

▶ ▶ ▶
> 中医认为失眠多是由于暴怒、思虑、忧郁等七情内伤和劳倦、饱食、体质、环境及久病等因素影响了心神，致心神失养或者心神被扰引起的。

很多人认为睡不着或睡不好觉并不是病，不需要规范的治疗，吃点安眠药就可以了，所以，他们都热衷于选择用安眠药来对自己的失眠状况进行治疗。一旦发现自己的失眠症状加重或者又出现了，会马上给自己几颗安定来解决问题，把药塞进嘴里的那一刻，整个紧张的神经就开始变得舒缓，像身处窘境的人遇见了救世主。当然，西药对失眠是有治疗作用的，但是随着失眠人数的不断上升，人们对西药副作用的关注也越来越多，开始把目光渐渐地转移到中医治疗上来。

其实，中医治疗失眠由来已久，亦受到很多人的认可。中医称失眠为"不寐""不得卧"或"目不瞑"。综合来说，中医认为失眠多是由于暴怒、思虑、忧郁等七情内伤和劳倦、饱食、体质、环境及久病等因素影响了心神，致心神失养或者心神被扰引起的。

近来很多失眠患者会反复咨询我一些简便易行的中医疗法，我在这里给大家一些指导性的介绍，旨在使这些简单的保健方法得以普及，使我们常年受失眠困扰的患者可以将治疗和保健贯彻到自己的日常生活中。不过，不是每个人都适合所有的方法，也不是每种方法都适合所有的人，从中选择适合自己的，坚持下去，总会有收获。

二、艾灸让睡眠香甜——艾灸治疗

> 施灸的时候，一定要将艾炷放置平整，防止滚动；用艾条灸时要不时上下或左右移动，防止过于灼热；并要时时弹去艾灰，勿使火星下落，以免烫伤皮肤。

艾灸治疗失眠是一个不错的方法，而且操作难度不大，可以作为日常家庭保健的选择，特别是遇到"药之不及，针之不到"的困境时，往往可以考虑用艾灸来治疗，点燃用艾叶制成的艾炷、艾条，距皮肤 1.5 ～ 3 厘米，熏烤人体的穴位或一定的部位来保健治病。

选择哪些部位进行熏烤会对失眠产生良好的作用呢？我们简单地介绍几个穴位：神门、三阴交、百会、足三里，每次每穴灸 5 ～ 10 分钟，10 次为 1 个疗程。睡前灸治效果最好。

细心的人会考虑到艾灸百会时有头发怎么办？怎么做能安全性高一些，不烧到头发呢？这时可以用隔姜灸的方法治疗，所谓的隔姜灸就是取生姜一块，切成厚约 0.3 厘米的姜片（或一元钱硬币的厚度），中间用牙签穿刺数孔，施灸时将其放在百会穴上，再将小艾炷放在姜片上，然后点燃，若局部出现灼痛感，可以略提起姜片。

施灸的时候，一定要将艾炷放置平整，防止滚动；用艾条灸时要不时上下或左右移动，防止过于灼热；并要时时弹去艾灰，勿使火星下落，以免烫伤皮肤。

当然，艾灸也有禁忌，当你正处在饥渴、酒醉、饱腹、劳累、惊恐或剧烈运动后都应禁灸，孕妇要慎灸。

三、轻轻松松祛疾病——足底按摩疗法

> 足是人身的全息缩影，分布着大量的神经、血管和穴位、反射区，有"第二心脏"之称。

"足底按摩"是人们较为熟悉的一个名词，"足疗"与"足浴"的广告让人们对足部按摩不再陌生。足是人身的全息缩影，分布着大量的神经、血管，有"第二心脏"之称。足部还分布着大量的穴位、反射区，正被越来越多的人研究应用，受到越来越多人的青睐。

前几年，我朋友的爸爸，一个特别倔的老人，自从患了脑梗死后，脾气变得特别不好，但唯独对一个足底按摩的大夫推崇有加，他常常对我唠叨："那个足底按摩真好，可以解决好

多问题，像便秘、睡不好都可以改善。"

将足底按摩用于失眠的治疗现在也较为普遍，可以在一定程度上改善失眠的症状。足底按摩的手法多种多样，而且简单方便、易学。对于按摩手法的选用，每人都有自己的习惯，无需统一，只要操作方便，按摩力度适中，能达到按摩的目的即可。

下面还是简单介绍几个足底的穴位给大家，主要取涌泉、太溪、失眠3个穴，用指端按掐穴位各3～5分钟。如果在温水洗足后按掐效果会更佳。

太溪：位于内踝骨后缘与跟腱的中点。

涌泉：足底部，卷足时足前部凹陷处（即第2、3趾趾缝纹头端与足跟连线的前1/3与后2/3交点上）。

失眠：位于内踝骨与外踝骨连线，在脚底的中点。

足底按摩时，如果用直接按摩的方法，那就主要靠手来施力了，而且要求达到一定的刺激程度，需要一定的力量与耐力，操作起来比较累。你也可以选择间接的方法，比如用按摩棒来进行按摩，相对可以减轻手的用力，比较轻松一点。也可以完全不用手来按摩脚部，比如你在坐位或者站立的时候，可以在脚下的反射区垫置一块鹅卵石，通过上下小幅度垫脚的运动，一起一落达到对脚的按摩刺激作用。

四、方寸之间，治全身疾病——耳穴疗法

> 耳郭是经络、神经汇集之所，在耳郭上予以不同刺激方法，可引起全身或局部各种不同的反应。刺激耳穴时，多数人会有痛感或热感，少数人有酸、麻、胀、凉等感觉。这就是中医所说的耳穴的"得气反应"。

有一天，正在忙碌间，来了位中学生，只见他低着头，一副萎靡不振的样子，爸爸紧跟其后，满脸焦急。坐定后，孩子还没有开口，爸爸已经急不可耐地说起来："我的孩子其实挺懂事的，一直住校。可是最近不知为什么总是不想在学校待着，经常要求我给他请假，说是心慌，睡不着觉，可一回到家就不心慌了。这可怎么办？"

为了更多地了解孩子的真实心理，我请爸爸出去等等，让孩子说说他的真实感受。原来，在孩子10岁时，爸爸妈妈就离婚了，在孩子的心里，一直觉得爸爸是他唯一的依靠，他发誓一定要好好学习，报答爸爸没有像妈妈一样抛弃他。初中时学习还很顺利，成绩也很好，考上了他心仪的高中。可是自从上了高中，他渐渐感觉到了学习的压力，班里的好学生太多了，他无论怎样努力，也无法保持初中时的名次，他感到前所未有的慌乱，开始睡不着觉，一进教室就心慌，脑子里晕晕乎

乎，记不住东西。他想回家寻求爸爸的支持，可内心又觉得对不起爸爸，还担心自己的学习和身体，内心的冲突让他不知所措。

我建议他做几次心理治疗，同时用耳穴疗法，以改善他的睡眠。

耳郭是经络、神经汇集之所，在耳郭上予以不同刺激方法，可引起全身或局部各种不同的反应。刺激耳穴时，多数人会有痛感或热感，少数人有酸、麻、胀、凉等感觉。这就是中医所说的耳穴的"得气反应"。

耳穴疗法很简单，大家可以在家自己操作。通常选用一些质硬而光滑的小粒植物种子、药物种子或者药丸等，凡是表面比较光滑，质硬且无副作用的物质都可以选用，例如王不留行籽、油菜籽、绿豆、小米等。操作方法是将选择的物质粘贴在大概 0.5 厘米 ×0.5 厘米大小的胶布中央，然后贴敷在耳穴上，还可以给予适当的按压，使耳郭有发热或胀痛感。一般失眠可选取耳部的神门穴、心穴、肝穴、脾穴，可以每次贴压一侧耳穴，两耳轮流进行，3 天换 1 次，也可以两耳同时贴压。在耳穴贴压期间，应每日按压数次，每次每穴 1 ～ 2 分钟就可以了。

还需要提醒大家的就是，耳部比较脆弱，有些人会对胶布过敏，使用时需要特别注意。如果发现使用时耳部痒，应及时摘除该耳穴，以免产生过敏反应。体质较敏感者如果出现疼痛，多要根据具体情况处理，疼痛不影响生活和睡眠时可暂时保留，如果已经影响到生活和睡眠，可将这个部位的耳穴贴摘除。除此之外，还应该注意防止胶布潮湿或污染，如果耳郭局

部有炎症、冻疮时也不适合贴压。按压的时候切勿揉搓，以免
搓破皮肤，造成不必要的感染。

耳穴疗法较安全，一般没有绝对的禁忌证，但有些情况要
注意：习惯性流产者及外耳患有溃疡、湿疹、冻疮破溃者，暂
时不宜用耳穴疗法。

五、还你安稳睡眠——贴敷疗法

▶ ▶ ▶
　　大家最熟悉的贴敷疗法莫过于经常说的"膏药"，
它属于中药外治法，与内治法比起来更为简便、实用，
避免了药物内服的禁忌、副作用及人们不愿服用苦药等
不足。

早在原始社会，人们用树叶、草茎之类涂敷皮肤伤口，发
现有些植物外敷能减轻疼痛和防止出血，并且有利于伤口愈
合，这就是中药贴敷治病的起源。

大家最熟悉的贴敷疗法莫过于经常说的"膏药"，它属于
中药外治法，与内治法比起来更为简便、实用，是几千年来人
们同疾病做斗争的过程中总结出来的一套独特的、行之有效的
治疗方法。它避免了药物内服的禁忌、副作用及人们不愿服用
苦药等不足；尤其适用于儿童、妇女、老人等畏针忌药者。

几年前，我们的治未病中心开展冬病夏治，就是针对于一

些在冬季容易发生或加重的疾病，在夏季给予治疗。它的目的是提高机体的抗病能力，从而使冬季易发生或加重的病症减轻或消失。我们采用的方法就是穴位贴敷。

我的一位朋友的妈妈，一到冬天就腿疼，下不了楼，为此她特别苦恼。听说我们的治未病中心开展了冬病夏治，就来尝试了，按她的说法："怕啥，外敷的药，又不进肚子里，要是有用那不是太好了。"结果，冬天来了，疼了好几年的腿居然没有再疼，上下楼丝毫不受影响。我的朋友喜出望外，逢人便夸冬病夏治就是好，中药贴敷太神奇。

对于失眠的患者，我们也仔细地收集了一些常见的贴敷配方，种类十分繁多，下面简单介绍几种常用处方：

【方一】

取穴：涌泉。

药物：五灵脂、川芎、当归、丹参、冰片。研末或碾碎加凡士林做成药饼状。

操作方法：睡前可以用热水或者加适量醋的热水泡脚30分钟左右，足部干之后给予药饼进行敷贴，贴在穴位上后再按摩10分钟，若没有出现严重的烧灼不适感，可于次日睡醒后取下，10天为1个疗程。

【方二】

取穴：双侧三阴交、涌泉、照海、内关。

药物：黄连、酸枣仁、肉桂。

操作方法：与上述相同。

穴位贴敷虽然方法简、便、廉、验，但是还是有一些需要注意的事项：

1.贴敷完药后最好等6～10个小时后再洗澡。

2.贴敷药后如皮肤出现水疱，应该保护好创面，避免抓破引起不必要的感染。

3.治疗中也要注意禁食一些海味、冷饮、辛辣食物、肥肉等。

4.穴位贴敷后局部皮肤会有灼热痒感和红润，如果出现较为严重的刺痒、肿、痛或者起疱，要及时将药贴撕下。

穴位贴敷疗法不但在国内影响广泛，在国外也逐渐兴起，如德国慕尼黑大学医学部发明的避孕膏，贴敷在腋下可收到避孕的良好效果；日本大正株式会社研制的中药贴膏深受人们的欢迎，如温经活血止痛的辣椒膏等。

六、睡出来的健康——药枕疗法

▶▶▶

　　根类块质铺于下，枝叶药物填于中，芳香之花覆于上，矿物之品放于侧。这样做出来的枕头就不会出现凹凸不平的情况了，做出来的药枕也更软硬有度，枕起来才会舒服。

在朋友的记忆中，最不堪回首的便是盛夏的夜晚，原本酷暑闷热已让人难以安宁，再加上辗转难眠的焦急，常常在不知不觉中已是大汗淋漓，毫无睡意。这真是越想入睡，越是难以入睡，令他苦不堪言。为治此症，他四处求医，八面觅方。凡得一方，便立即试用，或吃安眠药，或闭目计数，或睡前泡热水澡，或干脆起床来回跑步以望增加疲劳感而促眠。这些验方，虽在他人身上能够收到较好效果，但对他却是收效甚微或根本无效。

后来有一远亲知道他失眠后，就教他制作消暑失眠药枕，先取青蒿、菖蒲、薄荷、茉莉花、白玉兰花、栀子花、菊花干品各等量，将其碎为粗屑，拌匀备用。然后用纱布缝成枕芯袋，将药置入其内，制成枕芯。最后，再外套枕套即可。此后，他每天睡觉都枕着这个气味芳香的药枕。没想到，连用一个夏季后，竟让他告别了失眠。从此，他不但睡觉好，而且吃饭香、精神佳。

朋友的失眠之所以能被治好，是由于所用药物能升清降浊、化湿消暑、健脑调神。现代研究证明，这些药物的有效成分多为挥发性油类物质，在常温下可以不断地散发到空气当中。当人们使用以这些中药制成的药枕后，就可在卧睡休息时，不断地将其有效成分吸入鼻腔并进入血液循环，发挥其治疗作用。

药枕疗法是很多人都熟悉的一种民间疗法，大多数人都认为这是治疗头颈部疾病不错的方法，如头痛、目赤、耳鸣、项强及颈椎病等。治疗失眠的药枕史书也是有记载的，最早见于晋代葛洪的《肘后备急方》中。宋代有人用草决明做成药枕来治疗失眠，民间还有取灯心草、琥珀宁心安神的作用制成"灯心枕""琥珀枕"，用来息梦安眠。值得一提的是，筑长城非一日之功，药枕也需用上 1～2 个月才可以见效，有人主张将药枕 1 年换 1 次，以保证其防治作用。

药枕的配方是多种多样的，这里提供几种常见配方：

1.安眠枕：菊花 1000 克左右，川芎 400 克左右，牡丹皮 200 克左右，白芷 200 克左右，可以用来疏风、清热安眠。

2.合欢枕：磁石、黑豆、决明子、白菊花、灯心草、合欢花、夜交藤各 150 克左右，檀香 20 克左右，冰片 10 克左右，也可以只选择合欢花、夜交藤各 1000 克左右，粉碎装入枕套中，具有安神解郁、活血通络的作用。

3.白菊花、艾绒、夜交藤、虎杖各 100 克左右，牡丹皮、枸杞子、白芷各 30 克左右，冰片 10 克左右，前 5 味药与白芷晒干之后粉碎为粗末，然后与冰片及晒干的枸杞子混匀，用纱布包裹之后缝好，制成薄型的枕芯，可以放置在普通枕芯的上层，作为药枕使用。适用于阴虚阳亢型失眠（颧红、入睡时出汗、易烦躁等）和高血压。

4.绿豆槐花枕：槐花、绿豆各 300 克碾成粗末，装入枕芯。炎炎夏季的时候有很多人难以入眠，此时用该药枕效果尤佳。

做药枕的时候，要注意"根类块质铺于下，枝叶药物填于中，芳香之花覆于上，矿物之品放于侧"。这样做出来的枕头就不会出现凹凸不平的情况了，做出来的药枕也更软硬有度，枕起来才会舒服。

药枕使用时也有一些需要注意的事情：

1.夏天容易出汗，这时要注意经常晾晒药枕，以免发霉。

2.药枕植物油特别容易挥发，这样会导致药效减低，应每 3 个月或半年更换 1 次。

3.过敏体质的人群及哮喘的病人一定要谨慎使用。

七、正确泡脚，远离失眠——中药足浴疗法

> ▶▶▶
>
> 　　民间常说"热水泡脚，赛吃人参"。我们的足底有很多穴位，经常泡脚，可以对穴位起到按摩的作用，舒缓紧张的神经，通畅全身的气血，睡眠也会得到很大的改善。

　　泡脚是老百姓常用的保健方法，民间常说"热水泡脚，赛吃人参"。我们的足底有很多穴位，经常泡脚，可以对穴位起到按摩的作用，舒缓紧张的神经，通畅全身的气血，睡眠也会得到很大的改善。但是，泡脚虽说容易，但凡事都要讲求方式方法。有的人知道泡脚可以改善睡眠，于是每天坚持睡前泡脚，但是每晚躺下后照样失眠。其实，要想通过泡脚来改善睡眠，提高睡眠质量，就要学会正确的泡脚方式。

　　首先，要选择正确的泡脚时间。饭前、后1小时内不能泡脚，泡脚时血管扩张、血容量增加，造成胃肠及内脏血液减少，影响胃肠消化功能，饭前泡脚抑制胃液分泌，对消化不利，饭后立即泡脚会造成胃肠的血容量减少，影响消化。正确的泡脚时间通常要在睡前半小时。

　　其次，泡脚的水温也要适宜。建议从低水温开始，让人体慢慢适应，水没过脚背，水温降低后逐渐添加热水，保持水

温，直到双脚变红，全身有热感，微微出汗就可以停止了。有些老人很固执，认为每天泡脚泡到满头大汗就是好事，其实这样的泡脚方式会对身体产生很大的刺激，容易伤及人体阳气，反而使人产生疲惫感。

最后，泡脚的同时用手慢慢搓揉脚心。脚底有很多穴位，比如搓涌泉，《黄帝内经》里说"肾出于涌泉，涌泉者足心也"，意思是说，肾经之气来源于涌泉，可以灌溉全身包括心脏等处。中医认为，按摩涌泉可以治疗神经衰弱、精力减退、失眠、多眠症、高血压等。

泡脚时，选择高一点的脚盆，可以让热力熏散到小腿的经络，促进血液流通，也可以在水中添加一些煎好的安神药如磁石、夜交藤、龙骨等。当然，不同的中药有不同的疗效，泡脚时也要对症下药。

可以用来泡脚治疗失眠的中药是相当丰富的，我们都比较熟悉的有磁石、合欢花、夜交藤、龙骨、菊花、荷叶、丹参、红花等。下面会重点推荐一些治疗处方及其使用方法：

1. 荷叶、丹参各 25 克左右，红花 10 克左右，川椒 5 克左右。

用法：上述药物加适量的清水，煎大概 40 分钟，去渣取汁，与 1500 毫升开水共同倒入脚盆中，可以先熏蒸，待温度适宜时浸泡双脚半小时，每晚临睡前可以泡 1 次。15 天为 1 个疗程。

功效：宁心安神，可以用来治疗各类失眠。

2. 合欢皮 60 克左右，香附 30 克左右，橘皮 20 克左右，陈醋 20 克左右。

用法：前 3 味药同时入锅加水煎煮半小时，去渣取汁，与陈醋和热水同放入足浴器，足浴大概半小时，每晚临睡前 1 次，15 天为 1 个疗程。

功效：理气解郁、安神催眠。失眠并伴有精神抑郁者使用效佳。

3.磁石粉 100 克左右，生龙骨粉 60 克左右，夜交藤 30 克左右，白酒 30 克左右。用法：磁石、龙骨入锅加水先煎煮半小时，然后入夜交藤继续煎煮半小时，去渣取汁，与热水和白酒共同放入足浴器或水桶，足浴 30 分钟，每晚临睡前 1 次，15 天为 1 个疗程。

功效：镇静安神。主治失眠伴有心烦、噩梦较多、长期失眠者。

不过，需要注意的是，有很多人群是不适合泡脚的：比如怀孕和月经期中的女性，长时间泡脚，血液运转过快，导致经血过多，甚至有流产的迹象；有各种严重出血病的人，比如吐血、便血、脑出血、胃出血、子宫出血等也不可以泡脚，因为泡脚时血液循环加快，易产生出血倾向；有糖尿病足的病人；正处于大怒、大悲、大喜之中或精神紧张、身体过度疲劳的人。这些人应该以休息为主，泡脚像是被动做运动，身体处于消耗状态。脚部有外伤、水疱、疥疮、发炎、化脓、溃疡、水肿和静脉曲张的病人也不建议泡脚，易造成感染。

八、刮痧板下的学问——刮痧疗法

▶▶▶

　　刮痧是以中医皮部理论为基础，用牛角、玉石、火罐等在相关部位进行刮拭，通过良性刺激，充分发挥营卫之气的作用，使经络穴位处充血，改善局部微循环，起到祛除邪气、疏通经络等作用。

　　记得小时候，我是几乎不吃药的，只要我感冒、发热不舒服，爸爸总会拿起针，先给我十指放血，然后盛一碗水，拿一枚硬币，在水中一沾，便在我的肘窝、腘窝、背部处刮起来，直到这些地方变成了红色才罢手。说来也神奇，第2天不舒服就会好很多，爸爸说，这叫刮痧。

　　其实，刮痧也是一种传统的自然疗法，"刮痧"这个"痧"字也就是"痧症"。这种疗法起源于旧石器时代，人们患病时，出于本能地用手或者石片抚摩、捶击身体表面的某一部位，有时竟然能使疾病得到缓解。通过长期的实践与积累，逐步形成了砭石治病的方法，这也是"刮痧"疗法的雏形。

　　刮痧是以中医皮部理论为基础，用牛角、玉石、火罐等在相关部位进行刮拭，通过良性刺激，充分发挥营卫之气的作用，使经络穴位处充血，改善局部微循环，能祛除邪气、疏通经络、舒筋理气、驱风散寒、清热除湿、活血化瘀、消肿止痛，以增强机体自身潜在的抗病能力和免疫机能，从而达到扶正祛邪、防病治病的作用。对于失眠，刮痧也是很有讲究的。

（一）肝郁化火型失眠（口干口苦、心烦急躁、胃闷胀不适等）

取穴：四神聪、行间、足窍阴、风池、神门。

刮拭顺序：先点揉头顶的四神聪，然后刮后头部风池，再刮前臂神门，最后刮足背部行间至足窍阴。

刮拭方法：泻法（力度大、速度快，称之泻刮）。

（二）心脾两虚型失眠（心慌乏力、食少、腹胀、腹泻）

取穴：脾俞、心俞、神门、三阴交。

刮拭顺序：先刮背部心俞至脾俞，再刮前臂神门，最后刮下肢三阴交。

刮拭方法：补法（力度小、速度慢，称之补刮）。

（三）肾阴虚型失眠（腰膝酸软、两腿无力、眩晕耳鸣、失眠多梦）

取穴：四神聪、风池、太溪、肾俞。

刮拭顺序：先点按四神聪，再刮后头部风池，然后刮背部肾俞，最后刮太溪。

刮拭方法：补法。

失眠的朋友不妨一试。

九、畅通气血，失眠退却——拔罐疗法

> ▶▶
> 　　拔罐疗法是一种以杯罐作为工具，借热力排去其中的空气使其产生负压，使罐吸着于皮肤，形成瘀血以治疗疾病的方法。

　　我有个老邻居，有一次喝茶时告诉我失眠困扰了他很久，于是我便建议他可以接受一段时间的中药和针灸调理，遭到了婉言拒绝，他说他的味蕾不喜欢中药，又很惧怕针具，但他告诉我很喜欢拔罐，于是我教给他一些拔罐的知识，主要是在足阳明胃经和背部膀胱经取穴，既方便家人操作，又简单易行，后来见到他时，他非常高兴地告诉我：昨晚睡得很好。

　　拔罐疗法是一种以杯罐作为工具，借热力排去其中的空气使其产生负压，使罐吸着于皮肤，形成瘀血以治疗疾病的方法。

　　很多人觉得拔罐的治疗作用比起针灸和中药要温和，其实不是这样，只要坚持，只要通过自己多渠道的努力，我想大家都会取得可喜的结果。

　　下面介绍几种失眠常见证型的治疗方法：

1. 心脾两虚

　　心脾两虚的症状主要有：多梦，易醒，心慌，健忘，头晕目眩，肢体困倦，疲劳，饮食无味，食欲低。

取穴如下：心俞、脾俞、内关、神门。

选定穴位后，用单纯拔罐法，留罐大概10分钟，每日1次，5次为1个疗程。

2. 肝郁气滞

肝郁气滞的症状主要有：失眠常常伴急躁易怒，甚至出现彻夜不能入睡，并伴有胸胁闷痛，食欲低，口苦而干。

取穴如下：肝俞、太冲、内关、神门。

选定穴位后，神门、内关、肝俞3穴采取单纯的拔罐法，留罐10分钟，太冲可以点刺出血，点刺出血多以微微出血为度。每日1次，5次为1个疗程。

十、手起针落，让你入梦乡——针灸治疗

> ▸▸▸
>
> 针灸治疗失眠的机理和作用，在于能协调阴阳，扶正祛邪，疏通经络，从而达到改善睡眠的目的。

今年3月我曾接诊一名病人，患者进科室时十分憔悴，问诊时万分痛苦地告诉我，他将近一周不能安稳地睡个好觉，早起后浑身乏力，头晕健忘。

四诊合参之后考虑给予针灸治疗，后可再配合一些中药调理。选取了百会、神门、三阴交、四神聪、安眠针刺，考虑到患者是心脾亏虚型，再选取心俞、脾俞、内关、中脘、足三里

作为配穴进行治疗。用 75% 的酒精局部常规消毒后，选取 1.5
寸毫针针刺相应穴位，采用相应的补泻手法，得气后留针 30
分钟，其间行针 1 ～ 2 次，并嘱咐患者持续接受针灸治疗。治
疗将近 1 个月，患者再来科室时精神状态已有很大改观。见到
这样的真实反馈，心里有一点也是由衷地替患者感到高兴。

　　中医学认为，人的正常睡眠是由心神所主，是阴阳之气自
然而有规律地转化的结果，阳气由动转静时，即进入睡眠状
态，反之则为清醒状态。当因为内伤或外感因素破坏了这种正
常的规律转化，就会导致不寐。以针灸方法安眠，古代即有记
载，是运用最广泛、年代也颇为久远的一种疗法。针灸治疗失
眠的机理和作用，在于能协调阴阳，扶正祛邪，疏通经络，从
而达到改善睡眠的目的。

　　针灸治疗失眠之所以疗效迅速，其奥妙就在于医生可以根
据每位患者的失眠类型，选择不同的穴位，施以不同的针刺手
法，在不同的时段进行治疗。根据我们的经验，轻、中度失眠
针刺几次即可入睡，重度失眠也能逐渐减少药物用量，直至
停药。

　　现在，很多失眠患者会选择用针灸治疗来缓解病情。例如
生活中一些长期情绪不畅的患者，暴躁易怒，我们会通过选取
太冲、风池等穴位进行治疗，使得气血和畅，失眠自然得到了
一定程度的改善，而且针灸治疗失眠安全、经济、无副作用，
多受到临床医生的重视，失眠患者不妨选择到正规的医院接受
针灸治疗，以达到缓解不适的目的。

十一、补益心脾、养心安神——心脾两虚型失眠

▶▶▶

心脾两虚，营血不足，不能奉养心神，致使心神不安，而产生失眠、多梦、醒后不易入睡，故宜采用补益心脾、养心安神的治法。

我在门诊遇到这样一位病人，张先生，今年56岁，患有间断性失眠20余年，最近半个月以来失眠明显加重，现在躺下以后睡不着，好不容易睡着了又特别容易醒，醒来没精神，不仅身体感到疲惫，连同工作都受到了影响，十分苦恼，于是便前来就诊。询问他的职业，张先生说自己平时主要是从事财务、会计工作的，出于职业缘故，工作经常劳心费神。他感觉自己的工作压力很大，尤其是到了月底的时候，需要处理的业务特别多，比如核算、对账、出报表等，都是要求必须精确，丝毫不能出差错的工作。而且，作为部门的主管人员，他承担的监管责任也更重，大小环节流程都需要亲自过问，特别费心。因为忙业务的关系，他的作息最近也发生了变化，经常晚睡晚起。详问病情，张先生说自己主要是躺下以后入睡特别困难，即便能够入睡，每晚也只能睡4～5个钟头。在睡觉的过程之中，还特别容易醒，醒来之后感觉精神差，浑身乏力，头脑昏昏沉沉，好像记忆力也变差了。到了第2天中午，必须得

补睡一觉，要不就什么事情也打不起精神做了。最近几日感到精神疲倦，吃饭也不大好，还有点腹泻。仔细看舌头，发现舌淡苔白有齿痕，切脉沉弱。

这就是中医不寐的心脾两虚证，由于心脾两虚，营血不足，不能奉养心神，致使心神不安，而产生失眠、多梦、醒后不易入睡。脾气虚则饮食无味，脾不健运则食后腹胀腹泻，胃气虚弱则不思饮食，或饮食减少，神疲、乏力均为气血不足之象。正如《景岳全书·不寐》中说："无邪而不寐者，必营血之不足，营主血，血虚则无以养心，心虚则神不守舍。"

针对上述的病机，我决定采用补益心脾、养心安神的治法。方用归脾汤加减。药物有炙黄芪 30 克、党参 15 克、炒白术 15 克、当归 12 克、白芍 12 克、茯苓 20 克、远志 10 克、炒酸枣仁 20 克、生龙骨 30 克、木香 10 克、薄荷 10 克、生麦芽 20 克。共 5 剂，温水冲服，早晚各 1 次。并嘱咐患者合理安排日常工作，晚上提前上床休息，睡前泡泡脚。

用上方加减化裁 3 次，自述睡眠明显好转，躺下后 30～40 分钟可以入睡，夜间能睡 6 个小时左右，而且半夜醒的次数从之前的 4～5 次减少为 1～2 次，醒后精神较之前清爽许多，但身体仍感到疲乏。饭量增加，二便正常。考虑到前方收效，患者症状明显减轻，故效不更方，仍投以前方 5 剂，服法同前，以观其效。隔周复诊，患者症状基本消失，但考虑其工作性质，遂嘱其继服归脾丸 3 个月，早晚各服 2 丸，半年后电话随访，症愈未复发。

十二、滋阴降火、交通心肾——心肾不交型失眠

> ▶▶
>
> 　　水亏于下，火炎于上，水不得上济，火不得下降，心肾无以交通，故心烦不寐。治宜滋阴降火、交通心肾。

　　有一位病人，赵女士，今年50岁，身形细瘦，整个人看上去气色也不太好，刚一坐下，便说道："大夫，我感觉自己很烦躁，睡觉也不好，您快帮我看看吧！"详问病情，得知其已绝经2年，可她已经被失眠困扰10多年了。从10几年前开始，赵女士就出现了躺下难以入睡，睡不沉，睡着以后很容易醒来。她说自己曾经服用过阿普唑仑等治疗睡眠的药物，服药后勉强能睡4～5个小时，而且她睡觉特别容易做梦，早晨起来以后总是感觉自己脑袋昏昏沉沉，也想不起来做了什么梦，第2天精神也不好，浑身上下都感觉没有力气。平时还经常感觉到自己手脚心和胸口发热，心里时常感觉烦躁，做事情、和人说话都没有耐心，身上有时伴有烘热、出汗，口渴想要喝水，小腹明显感觉到发冷，腰部总是发困。仔细观察其舌象，发现舌红少苔，切脉细数。

　　这是中医不寐的心肾不交证。中医理论认为，心主火在上，肾主水在下，在正常情况下，心火下降，肾水上升，水火

既济，得以维持人体正常水火、阴阳之平衡。水亏于下，火炎于上，水不得上济，火不得下降，心肾无以交通，故心烦不寐。舌红、脉数、头晕、腰困均为肾阴亏损之象。只有使得肾水上济心火，心火下温肾水，才能阴阳调和，归于平衡。

针对上述的病机，我决定采用滋阴降火、交通心肾的治法。方用六味地黄丸合交泰丸加减。药物有生地黄 20 克、山茱萸 20 克、山药 30 克、泽泻 10 克、牡丹皮 10 克、茯苓 20 克、肉桂 30 克、知母 15 克、淫羊藿 10 克、生龙骨 30 克、天麻 10 克、生麦芽 20 克。共 5 剂，温水冲服，早晚各 1 次。并嘱咐患者晚上提前上床休息，睡前 1 小时不要看电视、手机，睡前热水泡脚。

1 周后，赵女士来复诊时，一坐下便说自己的睡眠有所好转，躺下后很快就能入睡，夜间能睡 5 ～ 6 个小时，身热，出汗，以及手足心热、心情烦躁的症状都有所好转，尤其是感觉到早晨醒来以后明显有精神，身体也似乎比之前更有劲儿。不过，患者口渴的症状依旧比较明显，腰部还是感觉到发困。考虑到前方收效，患者症状明显减轻，故在前方基础上稍做调整，针对口渴，加以养阴生津的百合 2 包，针对腰困的症状，加用补肝肾、强筋骨的怀牛膝 1 包。处方 4 剂，服法同前，以观其效。隔周复诊，患者症状基本消失，但考虑其体质偏于阴虚，遂嘱其继服六味地黄丸 2 个月，早晚各服 2 丸，可伴淡盐水送服。半年后电话随访，症愈未复发。

十三、疏肝泻火、镇心安神——肝火扰心型失眠

> 如果经常情志不舒，着急发脾气，很容易伤肝，肝郁化火则易扰心神，自然会失眠。

前几天我在科室里加班整理资料，一位我熟悉的老患者走进来，脸上写满了惆怅。这位患者失眠已经 4 年多了，近些日子由于家中琐事思虑过多，症状又开始出现，主要表现是入睡困难，偶尔还会心烦容易发火，经常感觉口干口渴，晚上翻来覆去睡不着，睡着时往往已凌晨 3 ~ 4 点多了，早晨起来觉得全身乏力，思维迟钝，记忆力也下降。望诊可见舌发红，脉象弦数，辨证为肝火扰心型失眠。

肝从中医学上讲有疏泄的功能，喜升发舒畅，如果经常情志不舒，着急发脾气，很容易伤肝，肝郁化火则易扰心神，自然会失眠。这时在临床上采用疏肝泻火的疗法效果往往很好。

我给这位患者开的方药如下：牡丹皮、栀子、当归、白芍、柴胡、香附、炒白术、茯苓、远志、合欢皮、生麦芽。熟谙方剂的人一看，都知道是丹栀逍遥散的加减方。肝火扰心型失眠临床常用龙胆泻肝汤和丹栀逍遥散，一般郁证初期尚未伤正耗血多用龙胆泻肝汤，而郁证日久伤及气血时则多选丹栀逍遥散。还有一点我想强调的就是百病皆由气生，治病以调气

为先。

一段时间之后，患者第 3 次来复诊，反馈说服药后睡眠时间由原来的 2～3 个小时增加到 6 个小时了，我替患者高兴，嘱咐患者可以在配合中药的基础上逐步的减去西药，并且根据复诊时胸闷、易紧张的症状，在原方基础上加入丹参、玫瑰花 2 味药，活血且疏肝，取得的疗效十分显著。

十四、益气养心、镇惊安神——心胆气虚型失眠

> 心气虚则神不内守，胆气虚则少阳之气失于升发，治宜益气养心、镇惊安神。

程女士，今年 54 岁了，有 10 多年的失眠病史，时好时坏，最近因受到一点惊吓后，失眠愈发严重。现在入睡还可以，但每晚噩梦连连，容易被惊醒，晚上仅可睡 2 个小时左右。第 2 天感觉头昏闷而重，眼眶也隐约牵扯难受，神疲乏力。平时她特别容易受惊吓，遇事容易紧张惊惕、心慌心悸，晚上不敢独自在家，心里老是想一些不好的事情。其面色发黄，舌暗，苔薄白，切脉弦细。

这是不寐的心胆气虚证，中医讲心气虚则神不内守，胆气虚则少阳之气失于升发，故而肝郁乘脾，脾失健运，痰浊内生，上扰神明，所以遇事易惊，而至不寐，睡中易惊醒。治宜

益气养心、镇惊安神。处方以逍遥散加减：

当归 12 克　白芍 20 克　炒白术 20 克　茯苓 20 克

柴胡 10 克　香附 10 克　生龙骨 30 克　生牡蛎 30 克

炒酸枣仁 30 克　夜交藤 20 克　牡丹皮 10 克　生麦芽 20 克

水煎，日 1 剂，早晚分服。7 剂。

1 周后，她前来复诊，最明显的改变是头没那么晕了，睡眠也有了改善，可以睡 4 个多小时了。但是胃有时感觉胀，大便不痛快，小便正常。舌边红苔薄白，切脉细，时有腹胀，恐其是矿石药伤胃。舌边红，是出肝郁之火而来。遂于上方减生牡蛎，加牡丹皮 15 克、炒莱菔子 15 克，投 10 剂。

3 次就诊后，程女士高兴地说已经可以睡 6 个小时了，害怕的症状也减了好多，精神也好多了，胃口也不错，想再巩固一下。观其舌淡苔薄白，脉细。效不更方，予上方 10 剂。

之后病人未再来，电话回访其失眠已痊愈，心悸害怕偶有发生，嘱其可以继服安神定志丸。

十五、清化痰热、和中安神——痰热扰心型失眠

> 脾失健运，内生痰湿，郁久化热，痰热互结，心神被扰，治宜清化痰热、和中安神。

梁先生，40 岁，在一个外企做销售工作，经常在外交际

应酬。平时身体还算壮实，只不过略显臃肿。最近，晚上成了他特别难熬的时候，经常难以入睡，睡前心烦，不由得胡思乱想，睡着稍动一动就会醒来，醒后便难再入睡。次日精神还可以，可以继续工作。另外他还经常感觉胸脘部憋闷不舒，纳可，但食后自感腹胀；有口气，口苦心烦，口渴却不想喝水，每每下午自觉头部闷重。观其舌红苔黄腻，切脉滑数。

这是痰热扰心证，中医说"胃不和，卧不安"，饮食不节，嗜酒，损伤脾胃，则食后腹胀；脾失健运，内生痰湿，痰湿郁久化热，痰热互结，蕴结中上焦，故见胸脘满闷不适，口苦口渴不欲饮；痰热上扰心神，所以心烦不寐，易醒难再眠。治宜清化痰热、和中安神。处方以黄连温胆汤加减：

黄连 6 克　　清半夏 9 克　　陈皮 10 克　　茯苓 20 克

竹茹 10 克　　枳实 10 克　　炒白术 15 克　　远志 10 克

石菖蒲 10 克　　黄芩 10 克　　合欢皮 10 克　　炒莱菔子 15 克

水煎，日 1 剂，早晚分服。5 剂。

服上药后，头闷好转，胸脘部憋闷感减轻。虽睡眠未改善，考虑该方对证，只是痰热尚重，还需继续予以清化痰热，故上方加胆南星 6 克，郁金 10 克。7 剂。

1 周后复诊，他高兴地告诉我："我已经睡了 3 天好觉了，今天感觉特别精神。"为了表示感谢他要请我喝酒，听其这般，我赶紧制止，嘱其失眠即是因平素饮酒、饮食不节，酿生痰湿，湿久化热，痰热互结扰心，故致失眠。观其舌淡苔白，脉滑。

嘱其自己熬绿豆薏米粥，每天喝 3 次，忌酒，注意生活调养。后来他打电话告诉我，按我的方法做后，之前早上嗓子有痰的症状也好了许多，失眠未再发作。

第六篇

彻底告别失眠——管好你的日常生活很重要

一、药补不如食补——饮食调理很重要

▶▶▶
中医学认为食物与药物是一样的，都具有寒热温凉、补泻滑涩、润燥升降等性质，因而饮食调养的基本原则就是根据人体状况取舍食物。

"夕殿萤飞思悄然，孤灯挑尽未成眠。"这是唐代诗人白居易在《长恨歌》中描写唐明皇彻夜难眠的情景，也是很多现代失眠人的真实写照。彻夜难眠令人痛苦，服用安眠药又容易产生依赖性等副作用，如何解决？其实，饮食营养对于失眠有着不可小觑的作用。

人体生命活动中的主要物质来源就是食物，食物不仅有充饥之功，而且具有一定的治病养生作用，就是我们平时所熟悉的"药食同源"。实际上，饮食的出现比医药要早得多，因为人类为了生存、繁衍后代，就必须摄取食物，以维持身体代谢的需要。经过长期的生活实践，人们逐渐了解了哪些食物有益，可以进食，哪些食物有害，不宜进食。通过讲究饮食，使某些疾病得到医治，而逐渐形成了药膳食疗学。但是，食物和药物一样，也有寒热温凉补泻滑涩、润燥升降之分，比如羊肉是热性食物，而绿豆则是偏寒性食物。因而选择食物的时候要根据人体状况取舍。例如体质偏寒者宜多进食温热性的食品，体质偏热者宜食寒凉润滑之品。除此之外，还应该注意食不偏嗜和饮食有节。

合理膳食首先要求人们饮食要坚持遵守多样化的原则。中医以四气和五味来阐述各种食物的特点，也认为各种食物的摄取不能有偏；如果长期偏食，就会影响正常生理状态，更甚者会引发疾病。合理膳食也要求人们对膳食的荤素和粗细搭配要协调，尤其不能吃含过多饱和脂肪酸的动物性膳食。因为过多的饱和脂肪酸会增高血中胆固醇的含量，导致动脉粥样硬化，诱发冠心病。中医也指出"膏粱厚味"易致病。

饮食有节是指饮食要适度，不能过少也不能过多，进食过少会引起消瘦，过多则会影响胃肠功能，《黄帝内经》曰："胃不和则卧不安。"平时饮食不规律、暴饮暴食，尤其是晚餐过饱，喜吃夜宵，无形中增加了胃的负担，致使胃胀满难受而影响睡眠。

那么，我们该如何掌握好饮食有节呢?《饮膳正要》指出："善养性者，先饥而食，食勿令饱；先渴而饮，饮勿令过。食欲数而少，不欲顿而多。"我们不妨以这句话为信条。

二、选对食物助睡眠——适宜的食物及禁忌

▶ ▶ ▶

根据中医学理论，每一种食物都有"四气"和"五味"。食用后均可作用于相关脏腑，产生一定的保健治疗作用。

根据中医学理论，每一种食物都有"四气"和"五味"。"四气"即寒热温凉四种性质，"五味"即酸、苦、甘、辛、咸五种不同的味道。食用后均可作用于相关脏腑，产生一定的保健治疗作用。那失眠患者适宜吃什么食物呢？下面推荐一些我们自己收集和整理的食物名单：

1. 主食及豆类

选含矿物质丰富的食物，例如小麦、荞麦、黄豆等，这些食物能够安抚紧绷的精神状态，比较适合失眠的人食用。

2. 肉蛋奶类

可以选择含卵磷脂、脑磷脂丰富的食物，例如鹌鹑、猪心、猪脑等。

3. 蔬菜类

推荐多食用含钙、镁、磷丰富的食物，如山药、洋葱、黄花菜等。

4. 水果类

苹果、香蕉、梨等水果对于因过度疲劳而导致的失眠效果是不错的，因为这些水果属碱性食物，有抗肌肉疲劳的作用。

下面详细介绍几种能帮助睡眠的食物，也让大家能够了解这些食物之所以会缓解失眠的原因。

牛奶：牛奶中含有两种与催眠有关的物质。一种是色氨酸，另一种是对生理功能具有调节作用的肽类，它可以和中枢神经结合，发挥一部分麻醉、镇痛的作用，会让人感到全身舒适，临睡前喝一杯牛奶，可帮助我们入睡。

小米：在所有谷物中，含色氨酸最丰富的莫过于小米了，色氨酸具有镇静、安神、助眠的作用。此外，小米也含有大量的淀粉，很容易让人产生饱腹感，从而促进胰岛素的分泌，使进入脑内的色氨酸数量增多，一定程度上有利于睡眠。

核桃：核桃可以改善睡眠的质量，经常用来治疗神经衰弱、失眠、健忘、多梦等。可以配黑芝麻食用，捣成糊状，睡前服用 15 克左右，效果比较明显。

葵花籽：葵花籽含维生素和多种氨基酸，可使脑细胞的抑制机能得以改善，从而起到镇静安神的作用。

蜂蜜：蜂蜜有补中养脾、消除心烦的作用，每晚用蜂蜜冲温水饮用，有助于睡眠。

大枣：蛋白质、维生素 C、钙、磷、铁等营养成分大枣中都是含有的，大枣有补脾安神的作用。

莲子、百合：莲子有补中养神的作用，可以治疗夜寐多梦；百合能清心安神，用以治疗心烦不安、失眠多梦，晚上可以煲龙眼莲子百合粥，能帮助我们安睡。

俗话说药补不如食补，中医学的经典《黄帝内经》中就有"五谷为养，五果为助，五畜为益，五菜为充，气味合而服之，以补精益气"的训诫，但各种食物都有不同的性质，并不是所有食物都有利于睡眠。下面来讲一讲饮食禁忌：

首先，失眠患者忌食辛辣刺激性的食物，例如辣椒，这类食物会兴奋神经，加重神经衰弱和失眠。

其次，忌过多的食用油炸食品、肥肉、黏米、黏面等不易消化的食物，"胃不和则卧不安"，食物在胃中的存留时间过长也会影响睡眠。

再次，忌食酒、咖啡、茶、可可等兴奋性的食品。

最后，要保证合理、节制进食。

三、吃什么，补什么——常用菜谱推荐

> 民间流行"吃什么，补什么"的说法，不仅有道理，而且还是中医养生学中重要的养生原则。

很多朋友到家里做客，都会询问我一些帮助睡眠的家常菜谱，我也应要求仔细地收集了一些，一部分是我曾经从报纸上看到的，一部分是与失眠的患者交流的过程中学习到的，还有一些是我自己平时的调理菜谱，我相信只要大家能多一点关注，多一点注重生活调理，总会取得一定的成效。

民间流行"吃什么，补什么"的说法，不仅有道理，而且还是中医养生学中重要的养生原则，大家不妨试着按照菜谱做一做。

（一）清甜莲子

类别：神经衰弱、失眠调理。

工艺：煮。

1.将莲子用温水下锅泡发，泡煮大约 5 分钟后捞起。

2.换入清水再煮至沸，把莲子捞起，然后捅去莲心，再次用开水泡煮至莲子松化，捞起作为备用。

3.在锅中放入清水 250 毫升，烧沸，加入白糖煮，溶化后去沫，然后倒进莲子，再用慢火煮大约 3 分钟即成。

（二）芪枣大虾

类别：失眠调理。

工艺：蒸。

1.将黄芪、酸枣仁加水 2 杯煎煮浓缩至大约半杯，滤去渣，备用。

2.把虾去除壳和须，顺着虾身切一刀口，除去肠泥后排在盘中。

3.把芪枣液和盐、葱、姜、黄酒拌匀淋在虾上，用大火蒸大概 5 分钟即可。

（三）干炸猪脑

类别：健忘失眠、神经衰弱调理。

工艺：干炸。

1.将猪脑洗净，撕去红筋后放进开水锅中，加入八角、茴香、姜片、葱段、精盐，煮大约 10 分钟。

2.猪脑捞出放凉，然后切成滚刀块，并将汤及调料弃掉。

3.将蛋清打好，放入淀粉，调制成蛋糊。

4.把猪脑块放入蛋糊中，调拌均匀。

5.待油锅到半热时将猪脑放进油锅中炸熟即可。

（四）黄精炖猪肉

类别：失眠调理。

工艺：隔水炖。

原料：猪瘦肉 200 克、黄精 50 克、大葱 10 克、姜 10 克、黄酒 10 克、盐 1 克、味精 1 克。

方法：黄精、猪肉洗净后切成小块，然后放入沙锅内，加水适量，放入葱段、姜片、盐、料酒，隔水炖熟，加入少许味精即可。

（五）草菇猪心肉片饭

类别：神经衰弱、失眠调理。

工艺：煲。

1. 草菇洗净后切片备用，猪心、猪肉切片后用调料腌过备用，香米用清水淘洗干净备用。

2. 煲中加入适量清水，花生油 10 克，放入香米，中火煲饭。

3. 待饭干后，放入草菇、猪心片、肉片，微火煲 4 分钟，撒上姜丝、葱丝即可。

（六）龙眼肉蒸蛋

类别：失眠调理。

工艺：蒸。

原料：鸡蛋 200 克，龙眼肉 15 克，白糖 20 克。

方法：①龙眼肉洗净，加入半杯水煮沸，取出晾凉切碎。②鸡蛋磕入碗中，加清水 100 克、糖及碎龙眼肉搅匀。③将蛋液放一深碟内，用大火蒸约 10 分钟，即可进食。

（七）栗子红枣炖乌鸡

类别：失眠调理。

工艺：炖。

1.乌鸡1只，洗净，切块；20个板栗去壳。

2.乌鸡、板栗、20枚红枣一同放入沙锅内加清水，用文火炖至鸡肉烂熟。

（八）坚果蛋饼卷

类别：失眠调理。

工艺：煎。

1.大杏仁、核桃仁、黑芝麻都是提前烤焙熟的，这样香味更浓。熟的坚果超市也都能买得到。

2.将所有坚果放入料理机中搅打成粉状。坚果含油脂丰富，所以打碎后稍有点黏。

3.坚果粉放入事先准备好的荞麦粉中，加盐3克拌匀。

4.再加入清水210克拌匀，成稍浓的稀糊状。面糊要调成倒的时候呈流动但又不断线的状态。若面糊太稀，蛋饼就不易成形，煎好后会黏得跟没熟似的。面糊太稠，用筷子搅拌时觉得稍有阻力，那倒入锅中的面糊流动慢，蛋饼就厚、干。

5.锅中抹一层薄油，小火，倒入三分之一的面糊，转动锅子让面糊薄薄地铺满锅底。一直用小火，待锅中面糊颜色全部变色，没有生的面糊后，将饼翻个面。

6.饼上倒入一个打散的鸡蛋液，待鸡蛋液凝固后取出。或者再将饼翻个面，将鸡蛋烙熟即可。

四、喝汤助眠有讲究——常用汤类推荐

> ▶ ▶ ▶
>
> 　　如果我们偶尔睡不着的话，大家不妨试试下面的这些美味的汤品，它们可是有很好助眠作用的好东西。

　　大家应该都有过这样的经历吧，特别是在夏季，天气的酷热，心情的烦躁，再加上饮食习惯的不当，都会让我们受到失眠的困扰。如果我们偶尔睡不着的话，大家不妨试试下面的这些美味的汤品，它们可是有很好助眠作用的好东西。

（一）葱豉汤

功效：清热、解毒、祛火，用于失眠调理。

工艺：煮。

取葱白、豆豉同放入锅中，加水 400 毫升，武火煎 10 分钟，取汁即可。

（二）百合芝麻猪心汤

功效：气血双补、益智补脑、乌发、养颜美容，用于健忘、失眠、神经衰弱调理。

工艺：炖。

1.猪心剖开，切去筋膜，洗净，切片备用。

2. 黑芝麻放入锅中，不加油炒香。

3. 百合、红枣、生姜洗净。红枣去核。生姜去皮后切片。

4. 加适量水，猛火炖至水沸。放入全部材料，用中火炖大概 2 个小时。加入细盐调味，即可饮用。

（三）当归黄芪羊肉汤

功效：气血双补，用于神经衰弱、失眠调理。

工艺：煮。

1. 将当归、黄芪洗净，羊肉洗净，切片备用。

2. 把全部材料一起放入锅内，加清水适量，猛火煮沸后文火继续煮 3 个小时，调味即可服用。

（四）甜醋姜猪脚汤

功效：气血双补、健脾开胃，用于神经衰弱、失眠调理。

工艺：煮。

1. 生姜去皮洗净，切块；猪脚刮去毛甲，洗净。

2. 将全部用料一起放入锅内，武火煮沸后文火煮 2 个小时即可饮用。

（五）金针银耳猪肝汤

功效：气血双补、补虚养身，用于失眠、营养不良、神经衰弱调理。

工艺：煮。

1. 金针菜与银耳用水浸透、洗净；红枣用水洗净，然后去核；猪肝用水洗净，切片备用。

2.适量水猛火煮沸后，放入金针菜、银耳和红枣；用慢火煮1个小时，再放入猪肝，用细盐调味，猪肝熟透后即可饮用。

（六）枸杞子黑枣鸽蛋汤

功效：气血双补，用于神经衰弱、失眠调理。

工艺：煮。

1.枸杞子、黑枣洗净备用；鸽蛋煮熟去壳。

2.把全部用料一起放入锅内，加适量清水，武火煮沸后文火煮20分钟左右，加白糖适量再煮沸即可饮用。

（七）龙眼汤

功效：定惊补心，可治疗心虚不眠。

工艺：煮。

取龙眼肉50克，加水400毫升，煎煮30分钟即可。

（八）百合鸡蛋黄汤

功效：滋润肺胃、清心安神，用于失眠、神经衰弱调理。

工艺：煮。

原料：鸡蛋150克，百合30克，白糖10克。

方法：①将百合洗净，鸡蛋打开去蛋白取蛋黄。②把百合放入锅内，加清水适量，武火煮沸后，文火煮半个小时，放入蛋黄拌匀煮熟，加白糖再煮沸即成。

（九）豆腐香菇蛋花汤

功效：健脑益智、强身补虚，用于失眠、神经衰弱调理。

工艺：煮。

原料：北豆腐300克，竹笋100克，香菇（干）50克，鸡蛋150克，芹菜30克，香油10克，酱油5克。

方法：①将豆腐放入滚水中氽透取出，切成长方形小块。香菇用温开水浸开，切成小块。竹笋切成长方形块，芹菜切丁。鸡蛋放碗内打散。②锅中放香油烧热，依次放入笋、香菇炒拌，再下鱼汤300克，以酱油调味，然后加入豆腐和芹菜一同煮沸。约煮10分钟，最后把蛋液放入汤中即熄火。

五、春夏养阳，秋冬养阴——四季药膳推荐

▶▶▶
中医讲究天人合一，不同的季节具有不同的饮食适宜特点，春季以调理肝脾为主，夏季重在清热解暑，秋季要滋阴润肺，冬季可以适当温阳补肾。

俗话说得好，"常喝萝卜白菜汤，不用郎中开处方"，日常生活中对症的饮食可起到保健作用，若配合一定的药物制成药膳，则对治疗疾病更加有利。一年四季气候变化较大，而人体

对四季的变化有明显的反应，往往不能很好地适应以致失眠。因此，在运用药膳进补时也要注意到这一点。中医讲究天人合一，不同的季节具有不同的饮食适宜特点，春季以调理肝脾为主，夏季重在清热解暑，秋季要滋阴润肺，冬季可以适当温阳补肾。随季节变化而变化，这是药膳选择的一大原则。下面介绍一些失眠的四季调理膳食。

（一）春季失眠的药膳调理

春季失眠的现象较普遍，下面就推荐几款治疗失眠的食补方：

1. 葱白红枣汤

红枣 20 枚左右，葱白适量。把红枣泡发，洗净，然后加水大概 250 毫升，煮 20 分钟，加入葱白，继续用小火煮 15 分钟左右即成。可以祛风、散寒、健脾、养心；用于神经衰弱所致的失眠、多梦的辅助治疗。

2. 猪心莲参龙眼肉汤

猪心 1 个，莲子 50 克，太子参 25 克，龙眼肉 10 克，食盐、味精各少许。猪心、莲子（去心）、太子参、龙眼肉洗净后放入沙锅中，加清水 500 毫升，用猛火煮沸，然后用小火炖 3 个小时，加食盐、味精调味。可补心养神。

3. 山药猪脑汤

枸杞子 25 克，山药 50 克，猪脑 2 个，生姜、生葱各适量，食盐少许。山药、枸杞子洗净备用，猪脑洗去血浆；先将山药、枸杞子、姜、葱放入沙锅中，加清水 500 毫升左右，用小火煲半小时，放入猪脑，再继续煲半小时，加入食盐调味即可。可滋补肝肾、安神益智。

（二）夏季失眠的药膳调理

在炎热的夏季大家都喜欢进食一些消暑降温的食疗药膳方，以下是常用的消暑降温、改善睡眠的中医食疗方：

1. 绿豆鲜藕炖瘦肉

绿豆 100 克，鲜藕 250 克，猪瘦肉 250 克，精盐适量。绿豆、鲜藕洗净，猪瘦肉洗净切块。将鲜藕、绿豆及猪瘦肉放入沙锅，加适量的水，大火煮沸后小火煮 2 个小时左右，加入适量盐，将鲜藕捞起，切成片，放入盘中，吃藕喝汤。有清热消暑生津的作用。

2. 番茄荸荠饮

荸荠 200 克，番茄 200 克，白糖 30 克。将荸荠洗净，去皮，切碎，绞取汁液；番茄洗净，切碎，绞取汁液。合并备好的上述汁液，加入白糖搅匀即可食用。可补中和血、益气生津、宽肠通便。

3. 莲心茶

莲心 2 克，生甘草 3 克。开水冲泡，作为茶饮即可。适用于心火上炎导致的烦躁不眠。

（三）秋季失眠的药膳调理

1. 冰糖莲子羹

莲子 50 克，去心，然后加适量水焖酥，用冰糖调味，水淀粉勾芡成羹食用。有利于妇女体虚带下，男子肾虚遗精、滑精及脾虚久泻、食欲不振、虚烦失眠的治疗。

2. 归芪红枣汤

黄芪 30 克，当归 15 克，红枣 20 枚，加水煮半个小时，煎 2 次，并将汁水合并，分早晚服食。可益气养血、健脑安神。

3. 桑椹粥

桑椹 30 克，糯米 60 克，冰糖适量。桑椹洗干净后与糯米同煮，煮熟后加入冰糖。该粥可滋补肝阴、养血明目。适合于肝肾亏虚引起的失眠多梦、耳鸣、腰酸、须发早白等。

需要注意的是，秋季应尽量少吃或不吃辣椒、大葱等辛辣食物，以防助燥伤津。

（四）冬季失眠的药膳调理

1. 莲子百合煲瘦肉

莲子 20 克，去心备用，百合 20 克，猪瘦肉 100 克，加水适量同时煎煮，肉熟烂后用盐调味食用即可。适用于阴虚体质见干咳、失眠、心烦、心悸等症者可以食用。

2. 参枣米饭

党参 20 克，大枣 20 枚，糯米 250 克，白糖适量。党参、大枣用水同煎 30 分钟，去党参渣，留枣参汤。糯米蒸饭，红枣铺于饭上，枣参汤加白糖煎为浓汁淋在饭上即可。可补气养胃。适用于心悸失眠、乏力、食欲不振等。

六、以药疗疾、以粥扶正——调理失眠的药粥

▶▶▶
药粥疗法，是在中医学理论指导下，将药粥应用于强身延年、防治疾病的一种饮食疗法。

药粥就是以谷类为主，配合水果、蔬菜、鱼肉蛋奶、药物等制成的稀饭。药粥疗法，是在中医学理论指导下，将药粥应用于强身延年、防治疾病的一种饮食疗法。俗话说"有病治病，无病强身"，这是对药粥最好的批注了，药粥确实有这种功效。若要不失眠，煮粥加白莲；要得皮肤好，粳米煮红枣；要得肝功好，枸杞煮粥妙，可见药粥的妙处。失眠了，与其担心、难过，不如花点时间煮粥一试。

（一）酸枣仁粥

原料：酸枣仁末 15 克、粳米 100 克。

制作：先将粳米煮粥，即将煮熟时下酸枣仁末再煮。

用法：空腹食用。

功效：宁心安神。适用于失眠、多梦、心烦。

（二）秫米粥

原料；秫米 30 克、制半夏 10 克。

制作：先煎半夏去渣，入米煮作粥。

用法：空腹食用。

功效：和胃安神。适用于食滞、胃中不适而引起的失眠。

（三）远志莲粉粥

原料：远志 30 克、莲子 15 克、粳米 50 克。

制作：先将远志与莲子研为粉，再煮粳米粥，将熟时入远志和莲子粉，再煮沸。

用法：空腹食用。

功效：聪耳明目。适用于健忘、怔忡、失眠等症。

（四）小米枣仁粥

原料：小米 100 克、酸枣仁末 15 克、蜂蜜 30 克。

制作：小米煮粥，候熟时入酸枣仁末，搅匀。

用法：食用时可以加蜂蜜。

功效：补脾胃，安神。适用于治食欲低、夜寐不宁、大便干燥。

（五）柏子仁粥

原料：柏子仁 15 克、粳米 100 克、蜂蜜适量。

制作：柏子仁去皮、壳、杂质，捣烂后同粳米煮粥，待粥将熟时，兑入蜂蜜，煮沸即可。

用法：每日服 2 次即可。

功效：润肠通便，养心安神。适用于失眠健忘、长期便秘或老年性便秘者。

（六）龙眼芡实粥

原料：龙眼、芡实各 25 克，糯米 100 克，酸枣仁 20 克，蜂蜜 20 克。

制作：把糯米、芡实分别洗净，入适量清水于锅中，加入龙眼，大火烧开，再小火煮 25 分钟，加入酸枣仁，煮 20 分钟，食前调入蜂蜜。

用法：分早晚 2 次服食。

功效：健脑益智，益肾固精。适用于神经衰弱、失眠健忘、智力衰退等症。

（七）山药蛋黄粥

原料：山药 30 克（切碎）、鸡蛋黄 1 只、粳米 40 克。

制作：先将山药和粳米煮成稀粥，后将鸡蛋黄放入，快速搅匀即可，加盐调味。

功效：养心安神，补脾养阴。适用于心烦失眠、手足心热、心悸不宁、慢性腹泻、脱肛等症。

（八）百合杏仁粥

原料：新鲜百合 50 克、杏仁 10 克、粳米 50 克。

制作：加清水文火煮粥，食时加糖调味。

用法：早餐食用。

功效：润肺和胃安神。适用于失眠伴干咳者。

七、女性失眠的食疗秘方——女性饮食推荐

> 女性出现失眠问题，可通过补充营养来调理，不妨多在饮食上下工夫。

如今，女性的压力也很大，不仅要照顾家庭的生活，还需要工作学习。正是由于女性生活越来越忙碌，所以与男性比起来，女性朋友更容易失眠，从而更易导致变老、皮肤暗淡没有光泽。女性出现失眠问题，可通过补充营养来调理，不妨多在饮食上下工夫。女性失眠后饮食上该注意什么呢？下面推荐针对女性失眠的食疗方法：

1.临睡前喝一杯加一汤匙醋的温开水，可帮助你酣然入睡。

2.因过度疲劳引起的失眠，可吃些苹果、香蕉和梨。水果中的糖分可以在体内转化为血清素，可促使人入睡。也可以将橘橙一类的水果切开，放在枕边闻其香味，可帮助你镇静，不失为一种好的解除女性失眠的方法。

3.睡前可以服用一点蜂蜜，再饮一杯温开水，这样做的话，体内会产生大量的血清素，对烦躁而不易入睡者，可使大脑皮层受到抑制而帮助患者较快地进入安睡状态。

4.百合中含有一定量的淀粉、脂肪、蛋白质，具有清热养阴、润肺安神的作用。可以考虑做成糖水百合服用，疗效较佳

（百合100克、白糖适量，加水500毫升，煮至百合烂熟即可）。

5.桑椹汤：桑椹50克，入适量冷水煎即可。研究证明桑椹含有葡萄糖、果糖、苹果酸、钙及多种维生素，可以宁心、滋肝肾、补血。在医院可见到的中成药桑椹膏，也是四时皆宜的养血、补脑、安眠佳品。

6.黄瓜汁：可以有效促进机体新陈代谢，抗衰老，还可帮助神经系统镇静，辅助治疗失眠。

7.葡萄汁：葡萄汁是治疗失眠的一个不错的选择，因为葡萄中含有褪黑素，可以帮助睡眠。所以，失眠者不妨喝一些葡萄汁来助眠。

8.奇异果汁：研究表明，食用奇异果可以将睡眠质量提高40%左右。此外，奇异果中还含有一定的钙质，有稳定情绪及抑制交感神经的作用，因此多饮用奇异果汁也是很好的选择。

另外，由于更年期妇女内分泌状况发生很大的变化，非常容易失眠，那要怎么吃才更好呢？

少吃肉，多吃鱼，饮食宜清淡，少摄取高脂肪食物和糖类，多摄入蔬菜与黄豆。更年期妇女还应多摄取麦片、玉米等五谷杂粮，这类食物含丰富的维生素B。其他食物如洋葱、大蒜等不但含有维生素B，还含有矿物质，而且还有良好的降脂作用，也可多吃。再者，由于更年期妇女体内雌激素水平降低，骨质疏松很容易发生，因此，要经常食用豆腐、豆干、豆浆、豆花等含钙高的食品。

除此之外，也应控制食盐摄入，少吃甜食。因为处于更年期时，水盐代谢紊乱，很容易引起浮肿，甚至有可能引起血压升高，因此用盐量宜尽量控制。

八、静心安神入睡捷径——素食

> 素食相对来说纤维素含量比较高，更容易消化，且不容易形成脂肪，还能够排除人体多余的毒素，所谓甘淡渗利，可以洁净人体的胃肠，不容易在体内积聚痰热，故不会痰热扰心影响睡眠。

《大戴礼记》云："食肉，勇而悍；食谷，慧而巧。"素食不仅可以保持头脑轻灵，聪明智慧，口气清新，还可以让我们更加亲近大自然，培养爱护动物的慈悲心态。古希腊哲学家苏格拉底选择素食，他相信吃素使人更能通晓智慧。而我们中华传统文化的儒释道也往往提倡清淡饮食。

现代营养学也能够完全证明，通过素食就可以保证人体全部的营养。许多知名人物都是素食者，如身材窈窕的美国女歌星玛丹娜，有性格的老牌影星保罗·纽曼、达斯丁·霍夫曼，爱因斯坦，而医者的典范史怀哲也是素食者。此外，许多身体机能绝佳的顶尖运动员也都是素食者，包括美国职业棒球大联盟全垒打王汉克·阿伦、网球名将金恩夫人等。

素食相对来说纤维素含量比较高，更容易消化，且不容易形成脂肪，还能够排除人体多余的毒素，所谓甘淡渗利。素食也可以洁净人体的胃肠，也就是说能够排毒养颜。由于素食在体内的滞留时间较短，相对来说易于消化，易于排出体外，不会加重胃肠的负担，所以，不容易在体内积聚痰热，不会痰热扰心影响睡眠，正如《黄帝内经》所说"胃不和则卧不安"，素食者多数不会有胃不和现象。所以说，素食对于改善失眠有很好的辅助作用。

古印度的瑜伽传统认为，食物的种类和质量对人的身心会产生直接的影响，通常根据影响的不同把食物分为悦性食物、惰性食物和变性食物三大类。惰性食物会降低身体的活力，而变性食物则容易使身体发生病变，悦性食物能够使人体保持身心愉悦。

悦性食物主要是指素食。食用悦性食物能够使我们培养高贵的情操，使身心保持健康、愉悦，整个人轻松、精力充沛。如果我们食用惰性食物也就是喜食肉食，由于肉食热量高、比较油腻，食用后消化时间长，且容易在体内形成痰湿，增加体重，这样会加重消化系统的负担，刺激相关的神经，导致失眠。因此，晚餐应该选择清淡的植物性饮食，如此才能保证好的睡眠。

不过，素食者也应该注意：要尽量食全谷，如糙米、胚芽米、全麦面包等五谷类食品，注意粗细搭配；维生素 B_{12} 主要存在动物制品中，维生素 B_{12} 缺乏时会导致红细胞数目减少，诱发贫血，因此，长期素食者，可以适当食用奶制品，因为在牛奶中有足够量的维生素 B_{12}，植物中的紫菜、昆布等也含有一定量的维生素 B_{12}，当然也可以考虑服用维生素 B_{12} 的补充制剂；多晒太阳获取维生素 D，长期素食者易患骨质疏松症，最好多晒太阳以获得足量的维生素 D，或食用少量的蛋制品和食用豆制品。

九、在芬芳中入睡——精油的使用

芳香的植物精油是天地的精华所在，芳香的气味，能够颐养身心，保持心情的舒畅。

金女士从学校毕业之后，担任心理治疗师，由于接触来访者太多的负面能量，时间久了，她觉得自己身心疲惫，面对来访者越来越觉得力不从心。渐渐地，金女士变得越来越不快乐，越来越消极，也出现了失眠现象。她知道该勇敢面对自己的弱点和不足，承认自己需要调整了。于是她选择离开、挥别做了 10 多年的心理辅导工作。

一天，经朋友介绍，她开始接触精油，在不断学习和实践的过程中，她一次次见识了精油对身心症状的神奇理疗功能。

芳香的植物精油是天地的精华所在，芳香的气味，能够颐养身心，保持心情的舒畅。或是取之沐浴，或是涂抹在身上，通过我们的肌肤、嗅觉去体会沁人心脾的芳香，能够起到放松心情、镇静安神的作用，可获得自然、宁静的睡眠，是最好的催眠剂。

更棒的是，芳香精油还能通过诱发孩提时代的快乐记忆，帮助我们以积极正面的角度看待事情。我们经历过生命，知道人生的旅途无法天色常蓝、花香常漫，知道世事艰难，无法常晴无雨、常乐无苦。因此，我们才需要有乐观的态度和心情去接受每一个当下，不管艰难、困苦、快乐、欢愉，都能有一颗安定而温暖的灵魂，保护我们更勇敢更坚强。

下面我来给大家介绍几款常用的精油：

1. 薰衣草

薰衣草轻松舒爽的气味，特别有舒眠效果，可以让人自然进入梦乡。

2. 甜橙花

甜蜜又快乐的甜菊香，带着浓厚的贵族气息，对于忧郁型、退缩型的失眠有效。

3. 马郁兰

专门针对习惯性失眠，或是睡眠品质不好、时睡时醒多梦者，具有强效的镇静作用。

4. 罗马洋甘菊

温暖又甜蜜的苹果味，让人有幸福环抱的满足感，对于失望沮丧型失眠有效。

5. 苦橙叶

镇静又深沉的橙味，对于疲劳型失眠有效。

精油的使用也很简单，大家不妨试一试：

1. 吸入式：将 3～4 滴精油直接滴在枕头布上，或滴于卫生纸或化妆棉上，塞到枕套中，不仅用量省，效果也最直接。

2. 如果你习惯点一盏小夜灯，可以在精油熏香器中滴入 6～7 滴精油。一般薰香器具多造型美观，使薰香别具情调。

3. 在负离子扩香器中滴入以上几种精油（选择适合当天心情的味道），这种扩散法气味持久均匀。

4. 手指指压穴道：在指压时，你也可以使用助眠的按摩瓶（薰衣草精油 2 滴、马郁兰精油 1 滴与葡萄籽油 3 毫升调成按摩油）来避免皮肤接触产生的摩擦。

（1）平躺，在距离肚脐下方大约三个指幅位置的关元穴按下去。先吸一口气，按下去的时候慢慢吐气，停留 4～5 秒。

（2）平躺，在胸骨下方到肚脐的中间的鸠尾穴用中指按压。先吸一口气，停留 4～5 秒。

（3）也可以直接涂抹在鼻子下的人中部位及太阳穴。

如果你正在感受失眠的滋味，身体明明困倦得不行，大脑内却还是像有一个巨大的螺旋在飞速旋转，经久不息。紧绷的神经拖累疲倦的你，即使服用了安眠药，还是无法彻底解决。那么，请依照自己的情绪选择适用的精油配方，给身体吸入芳香，帮助你释放压力。相信，天然而纯粹的植物芳香是伴你入睡的最佳伴侣。

十、好环境，好睡眠——适宜的卧室环境

> ▶▶▶　卧室是一个人最后的避风港，也是每天的加油站。安静的卧室，柔和的光线，适宜的温度，可以减少对身体的刺激，从而让睡眠有了良好的物质保障。

卧室是一个人最后的避风港，也是每天的加油站，卧室内

的环境情况直接关系到一个人的休息和睡眠。为了保证好的睡眠，首先要创造有利于睡眠的环境。安静的卧室，柔和的光线，适宜的温度，可以减少对身体的刺激，从而让睡眠有了良好的物质保障。所以，好的睡眠与好的睡眠环境是分不开的，而好的睡眠环境有以下几个要点。

（一）卧室的面积

卧室面积不宜过大，10～20平方米最佳。人体周围有一层无形的气场，尤其是在人安静睡觉的时候，这个气场是收敛的，不易耗散，相当于人体的一层保护层。人体在睡眠的时候是气场最弱的时候，外界的邪气也易于侵入。如果卧室太大，会使人体的气场散开，邪气进入体内。

（二）卧室的光线

卧室的灯光最好是淡黄的暖光，这样的感觉比较温馨，亮度也不要太高，否则会刺激眼睛，不易入睡。一般人都是在黑暗的环境里比较容易进入睡眠状态，但由于现在光污染比较严重，在卧室里用质地较厚的布做窗帘，可以创造出黑暗的环境，必要时也可以使用百叶帘。如果睡觉的时候需要一点点光亮或是喜欢早上的阳光照射进室内，可以选择质地轻薄的窗帘。最好在床边装上床灯，这样晚上开关灯的时候就不用离开床。

（三）卧室整体色彩的搭配

卧室的墙壁应以淡蓝、浅绿、白色为佳，这样会给失眠者以宁静、幽雅、舒适的感觉，使人睡意更浓。若能将窗帘、壁画、床罩及被褥也配成淡绿或淡蓝色则催眠疗效更佳。可以搭配一些比较温馨的装饰，加入一些其他的色彩元素，如可以使用暖色调，让人感觉到温馨，更有安全感，有助于睡眠。

（四）洗手间的门不要正对着卧室

如果洗手间的门与卧室离太近，会使卧室的空气潮湿，影响卧室空气的质量，不利于睡眠，所以晚上睡觉的时候一定要关上厕所的门，以免厕所的空气进入卧室。

（五）卧室尽量不要摆放太多的电器

因为各种电器在通电的情况下，都会有电磁波的辐射，而这种辐射对大脑的运行有很大的干扰作用，影响正常的睡眠。

（六）温柔体贴的床品

床上的被褥最好选择柔软的棉制品为好，以保证在晚上保持自己的体温，安然入睡。

（七）舒适的温度和湿度

保持卧室内的小气候在一定范围内稳定，才能使人身体健康，睡眠正常。科学表明，环境温度在 16℃～24℃，人感到最舒服。冬季卧室温度保持在 19℃左右最为理想，如果温度太低，同样影响人的睡眠。白天中午时分可打开窗户，加强日光照射。如果条件允许，卧室应该选择向阳面，且阳光能够射入屋内。睡眠时适宜的相对湿度应为 60%～70%。使用空调、暖炉时要注意湿度的维持，可在暖器上放块湿毛巾或安装一台加湿器，或者利用盆景来调节空气湿度。

不同的人对温度、湿度的舒适感是不同的，因此主要是以感到舒适、适合自己为标准。

（八）优美轻柔的音乐

优美轻柔的音乐能轻松释放压力，达到舒缓身心的效用。轻柔的音乐能够降低心率，使呼吸更顺畅，睡眠更香甜。

十一、床和枕头的学问——适宜的床具

> 人的一生有三分之一的时光是与枕头和床为伴，安然的入眠及人体的健康确实离不开舒适的床与枕头。

每个人从出生开始就离不开床。有这样一句话，说："人生百年所历之时，日居其半，夜居其半。日间所处之地，或躺或庑，或舟或车，总无一定所在，而夜间所处，则只有一床。是床也者，乃我半生相共之物，较之结发糟糠犹分先后者也，人之待物其最厚者莫过于此。"可见床的重要性确实非同一般。

卧室内床的摆放要注意以下问题：

1.首先床的长宽适合，有良好的支撑性和舒适性，适于人

安睡。高低一般以略高于人的膝盖为佳。床不可以贴地，而且床底最好不要堆放杂物，保持床底的空旷，否则床底不通风，容易潮湿。

2. 最好在黎明时分，可以有阳光照射到床上，有助于人的自然苏醒和感受黎明的气息。

3. 床不可对镜，因为人在半梦半醒之间，夜半起床容易被镜中影惊吓到，很容易造成精神不安宁，导致头晕目眩。

4. 床不可以对门，以免被人一览无遗，没有私密性和安全感，也影响休息。如果不能避免房门相对，则可以用屏风来稍加遮挡，这样不仅避免了一进门就看见床的情况，同时也能够维护卧室的私密性。

5. 床头避免冲着门和窗户，这是为了防止头部因为风吹而着凉，导致偏头痛和其他症状，影响睡眠。

人的一生有三分之一的时光是与枕头作伴在睡眠中度过的，安然的入眠及人体的健康确实离不开一个舒适的枕头。现实生活中人们往往不重视枕头的选择，也不太了解关于枕头的一些基本常识，因此在枕头上的选择有一定的误区，存在不合理使用枕头的习惯。

在生活中，有许多人认为睡高枕比较好，因为"高枕无忧"。但事实上，高枕并非无忧。正常人睡过高的枕头，无论是仰卧还是侧卧，都会使颈椎生理状态改变，使颈部某些局部肌肉过度紧张。久而久之，颈部肌肉就会发生劳损、挛缩，促使颈椎位置发生微小变化。

长期睡低枕，同样也会改变颈椎生理状态。因头部的静脉无瓣膜，重力可使脑内静脉回流变慢，动脉供血相对增加，从而出现头涨、烦躁、失眠等不适。

虽然人们所需要的枕头高度因人而异，与每个人的高矮、胖瘦、肩宽窄、头围、脖子的长短、颈部弧度有关，并无一定的标准，但一般的共识是：习惯仰卧的人枕高一拳，习惯侧睡的人枕高一拳半较为合适。

枕头的填充物也很重要。睡眠时，口鼻和皮肤呼吸所排泄出来的污浊气体会渗入枕芯，头皮分泌的汗渍、油垢也会污染枕芯。如果所选用的填充物不好，枕芯还会吸潮，甚至导致细菌、病毒的滋生和繁殖。因此，应选择质地柔软、轻便、透气、吸湿性好的枕芯，荞麦皮、羽毛和羽绒的混合材料、木棉等，都是较好的用料。

十二、别被偷走午睡——午睡好处多

> 只要我们决心养成午睡的习惯，为午睡做好准备并养成习惯，一切不能午睡的理由也都将不再成立。

上班的人将趴在桌上"眯一会儿"叫作午睡，但即使是这样的午睡，对很多人来说也是一种奢侈。甚至有人戏言，所谓午睡，对自己来说就是无睡。中午不睡不但下午反应下滑，而且也会失去一个能快速恢复精力、提高工作效率、保护人体阳气的机会。尤其是春分过后，白天越来越长，晚上睡眠的时间就会越来越短，午时小睡 30 分钟就显得尤为重要。如果前晚睡眠不足那就更应该用午睡来补足。但糟糕的是，越来越多的人正在因为各种原因放弃午睡。

那么为什么中午不睡觉呢？每个人都有各自的理由，似乎每个答案也都合情合理。但是如果细细想来，偷走你午睡的不是别人，正是"习惯"。

不是吗？在午休时间，我们习惯了玩游戏、看微信，在一起聊天，或者默不作声，独自想心事。其实养成午睡的习惯很简单，只要我们午饭不要吃得太饱，给自己添置适合午休的枕头和眼罩，到点就午睡是完全可以实现的。只要我们决心养成午睡的习惯，为午睡做好准备并养成习惯，一切不能午睡的理由也都将不再成立。

其实，我一直都有午睡的习惯，不管家里、工作上有多少事，都不会耽误午睡。即使没睡着，躺在床上小憩一会儿，起来后精神也会好很多，下午的工作效率自然不会受影响。

不过，中午的休息时间对于上班的人来说实在太短暂，所以有一些人为了争取睡眠时间，吃完午餐后就马上躺下睡，这样不仅会增加胃肠负担，容易导致消化不良，影响睡眠。同时大量的血液流向胃，也易引起大脑供血不足。所以午睡要讲究方式方法。

最理想的午睡方式是：午饭后活动 20～30 分钟，散步走动，促进食物的消化，然后再入睡，时间以 30 分钟为宜，不可太长，以免影响夜间的正常睡眠。最好能躺着睡，这样可以保证更多的血液流到消化器官和大脑，供应充足的氧气和养料，有利于大脑功能恢复和帮助消化吸收。如果睡不着也别勉强，你可以将精力集中到呼吸上，放缓呼吸频率。这样的闭目养神，就算根本没睡着，等 30 分钟后，你会发现自己像睡了一觉一样，精力充沛。此外，午睡之后要慢慢起来，适当活动，可以用冷水洗个脸，唤醒身体，使其恢复到正常的生理状态。

当然，如果你不是上班族，也有足够的时间午睡，一定要确保午睡时间不超过 45 分钟。更不要在下午 4 点后午睡，否则，你可能会进入深睡眠状态，醒来后反而会让人感觉眩晕无力，同时会减少晚上睡觉的欲望，会增加失眠的可能性。

十三、一日之计在于晨——一定要早起

> ▶▶▶
>
> 要想有一个好的睡眠，必须从早起开始，所谓一日之计在于晨。

《黄帝内经》曰："以一日分为四时，朝则为春，日中为夏，日入为秋，夜半为冬。"一年分四季，一天也是一年的浓缩，凌晨 3 点到上午 9 点为日春，9 点到 15 点为日夏，15 点到 21 点为日秋，21 点到凌晨 3 点为日冬。日春时，是体内的阳气从体内生发的时候，就像春天刚刚播种下的种子；日夏时，是阳气最旺盛的时候，在充足的阳光的照射下植物苗壮成长；日秋时，阳气渐渐地收敛在肺，庄稼成熟；日冬，阳气渐渐收藏在肾，将收获的庄稼收藏在粮仓里，这样下一日就可以再次播种，这便是阳气在一天的生长收藏的过程，循环往复，日复一日，年复一年。所以，要想有一个好的睡眠，必须从早起开始，所谓一日之计在于晨。

失眠的人总想早睡，但就是睡不着，在床上翻来覆去，胡思乱想，毫无睡意。即使好不容易睡着了，又特别容易被惊醒。或是睡眠特别浅，或是醒来就睡不着了。其实，人生中有些事情是控制不了的，关键在于掌握自己可以控制的，从而影响自己不可以控制的。睡觉本是一个自然而然的过程，有很多时候，不是想睡就能睡着的，人为、刻意地去睡往往不遂人愿。早睡也许不由你决定，但早起可以自己做主。当你早起的时候，充满活力地度过这一天，晚上就会早早觉得困了，早睡才成为可能，睡眠质量也会更好。所以说，要想摆脱晚上睡不着、早上起不来的怪圈，关键就是早起。

大多数失眠的人成天闷闷不乐，郁郁寡欢，他们盼望着能有一颗仙丹妙药，让自己脱离苦海。殊不知，要改善这种现状的关键不是吃安眠药抑制大脑的兴奋，这样时间久了，会对大脑造成不可逆的损害，比如记忆力下降、感觉迟钝、药物成瘾等，而是要养成好的睡眠习惯。

晨起，活动活动筋骨，或是喊几嗓子，都是有利于疏发肝气，有个好心情的。像现在比较流行的广场舞、太极拳、瑜伽等都是一些比较容易学会的运动，大家可以积极参与。要是能够坚持早起晨练的话，一定会改善睡眠质量，缓解抑郁的心情。所以，请大家切记，如果晚上没有睡好，没有关系，不要耿耿于怀，心情烦躁，也不要想着早晨在床上多躺一会就会精神好一点。夜里没睡好，补救的方法就是早早起床。这个看起来比较矛盾，其实不然。打个比方，晚上不睡就像是冬天把积蓄的粮食吃完了，唯一的补救方法就是在春天的时候，辛勤劳作，再播种下种子，以期待秋天有个好的收成，然后才能有充足的粮食过冬。所以早起很重要。

不过，很多人不太适应早起，这就需要慢慢地调节。也许5点起来晨练后，又会睡意浓浓，那就睡个30分钟的回笼觉，休息一下就行。经过一上午的忙碌，午饭后再休息10～30分钟，养成睡午觉的习惯。当然，中午不要睡得太多，否则会头脑昏沉。如果没条件睡，也可以闭目养神，积蓄下午的精力。

通过坚持早起运动，可以影响人的周期节律，从而影响生物钟，更好地调节大脑的兴奋与抑制，使自己的身体进入一个正常的良性循环，顺应天地的阴阳变化，从而改善失眠。

十四、合理运动改善失眠——运动有讲究

> 全世界医学界达成的共识是：合理运动是最廉价的"健康药"。

晓晓是一个聪明能干的大学生，担任学生会干部，读书也很用功，几乎每天都晚睡，久而久之落下失眠的毛病。他读了许多关于失眠的书，都建议用体育锻炼改善睡眠。于是晓晓开

始运动，通过近 2 年坚持不懈的锻炼，他的失眠症状消失了。

晓晓谈起自己的失眠问题，最深的体会是：首先一定要在心里有一个信念，绝不完全依赖药物；其次是合理安排作息时间，寻找适合自己的锻炼方法。以前他有夜里思考的习惯，似乎躺在床上，夜深人静时灵感似涌，文思如潮，这样严重影响了睡眠。现在的他坚持早睡早起不熬夜，早晨锻炼从不间断，恢复了正常的生物钟。在运动项目上，他试过长跑、散步、打拳、做操等，最后才决定采用做操、早泳（每天在家里做蛙泳动作，双臂划水、两腿下蹲，如同池中戏水，效果颇好，不受天气、场地限制）的方法，简单易行。不到 2 年时间，他的身体素质大大提高，睡眠状况改善。

多年前，人们就已经认识到运动的好处，在古希腊埃拉多斯山的岩壁上刻着这样三句名言：“如果你想强壮，跑步吧！如果你想健美，跑步吧！如果你想聪明，跑步吧！”现在，全世界医学界达成的共识是：合理运动是最廉价的“健康药”。

运动之所以能帮助入睡，原因在于：人体体温上下波幅大，容易获得深度睡眠。一般情况下，我们的体温在白天活动时会升高，夜间睡眠时降低，而浅睡眠的人，大多是白天体温不太高，夜间体温也不低。所以可以通过增加体温上下波幅加以改善，而运动就是最好的办法。

专家曾做过这样一项实验：将失眠的中老年人 30 名，分为 3 组：甲组，服用镇静药粉。乙组不服药，但愉快地参加一些自己喜欢的运动锻炼。丙组，不服药，被迫参加一些不喜欢的运动。结果，乙组的失眠治疗效果最好，而丙组的效果最差。

总之，虽然有很多人不锻炼也能睡得很好，但对于那些睡眠欠佳，甚至失眠的人来说，还是应该积极安排一些锻炼时间，因为锻炼不仅能让身体强健，还可帮助解决失眠。不过运动要经常进行，偶尔为之的锻炼对睡眠改善的作用是微乎其微的。

每个人的失眠情况与体质都不太一样，失眠后如何合理锻炼，也要因人而异。在体能不具备的条件下，过度训练反而可能加重失眠，使人陷入恶性循环。

锻炼时要根据个人兴趣选择体育活动。以有氧运动项目为主，如快走、跑步、游泳、骑自行车、跳健身操、跳绳、踢毽子、做体操、登山和参加球类项目等。年轻和身体好的人，也可以选择强度大的无氧运动项目。一般规律性的有氧运动，像走路、慢跑、游泳或骑自行车等，每周3～5次，每次30～60分钟，对睡眠就能有很好的改善。除了选择适宜的锻炼强度外，锻炼时间也很重要。失眠者应选择早晨、中午、傍晚进行锻炼，但一定不要在夜晚，尤其是睡觉前3小时内运动，否则事与愿违。

运动强度一般以运动后的即刻心率来评定。或者你也可以不去数心率，假如在运动中你能够感到"有点累"，同时，又能够和身旁的同伴讲话，说明你的运动强度适宜，这就是你的有氧运动的强度。

如果运动强度太大，人会过于兴奋，反而不容易入睡。所以刚开始时运动量最好低一点，身体适应后再考虑慢慢提高运动量。每次运动30分钟以上，准备活动和整理活动最少5分钟以上。

十五、一场心灵的完美旅程——瑜伽

> 睡眠瑜伽最主要的特点就是放松自己的身心，从而使自己获得彻底的舒展和休息。通过呼吸和体位的配合，使自己放松舒展进入深度的睡眠。

从上高中开始，入睡对于贝贝来说就已成了大难题。在寝室时，别人很快就进入梦乡，可是她却辗转反侧。所以每次都要等到别人都睡了，寝室没有声响，没有光亮了，她才开始自己的睡眠。长期的睡眠不足让贝贝心情郁闷，苦恼不堪，脑子里昏昏沉沉的，结果影响了学习和工作。为了解决睡眠问题，贝贝也尝试过许多方法，却收效甚微，最后她想出了个不得已而为之的办法，整夜塞着耳塞睡。刚开始果然有效，可第2天醒来时，耳朵却不怎么舒服。不得已，贝贝来到医院求助。

我建议她服用中药，同时改变对睡眠的不良认知，每日增加运动的时间，贝贝欣然接受。她说早就想去学习瑜伽，总是因为各种借口没有去成，这次真的要好好坚持啦。

不知不觉，贝贝练瑜伽已经半年了。昨天见到她，她一脸的喜悦，滔滔不绝地对我讲起她的瑜伽之旅："我很喜欢每次课程快结束时的瑜伽休息术，每次练完后，全身放松地躺在垫子上，练功房的灯暗了下来，伴着轻柔的音乐，在教练的引导下放下发髻，静静地躺在那里。教练会用轻柔的语言引导着你放松：你的身心都非常的放松，发梢放松，发根放松，头发放松，头皮放松，额头放松，眉毛放松，眼睛放松，鼻子放松。随着教练那声声低语，我发现所指之处竟然真的放松了。接下来还会让人脸颊放松，嘴唇放松，牙齿放松，脖子放松，肩部放松，胳膊放松，手指放松，胸部放松，腹部放松，屁股放松，腿放松，脚踝放松，脚趾放松。结束后，教练会从脚到头再引导一遍，这时候就能听见教室里有呼噜声，很神奇的放松术，就像催眠一样。每次结束时，当灯一盏一盏打开，大家都真的不想离开，只想这样无忧无虑地放松地睡下去。所以，我因为放松术渐渐爱上了瑜伽，对其他锻炼的项目也感兴趣了。烦扰我许久的失眠问题就这样不经意地解决了，我更高兴的是自己从瑜伽放松术中体悟到了睡眠的技巧。"

瑜伽的含意是"一致""结合"或"和谐"，可以令人心境平和，有效缓解学习、工作带来的紧张感，从而改善睡眠。有一种瑜伽叫睡眠瑜伽，最主要的特点就是通过呼吸和体位的配合，放松自己的身心，从而使自己获得彻底的舒展和休息，进入深度的睡眠。练习睡眠瑜伽需要注意以下事项：

1. 选择一个安静舒适的环境。

2. 室内温度适宜，光线宜柔和。

3. 选择宽松舒适的衣着，不要选择紧身衣，尽量使自己能够全身舒展，以保证气血舒畅。

4. 可以让身体充分活动后再进入彻底的放松休息状态。

5. 如果条件允许，用一些让人放松的芳香的精油。

6. 同时播放一些比较舒缓的音乐。

下面介绍两种睡眠瑜伽：

（一）静莲式

姿势：蹲式，双腿打开尽量呈横一，吸气，重心上提，手臂上举，脚跟离地，呼气，双臂放下，两手拇指、食指轻触结成手印放在膝盖上，收腹，平视前方。

功效：提升专注力，刺激盆腔血液循环并锻炼盆底肌。

（二）祈祷式

姿势：双脚平行站立，先收起右脚，脚跟抵住会阴。吸气时手臂上举合十，呼气时双掌落下于胸前，视线向下看指尖。肩膀放松，自然呼吸，保持专注。然后呼气还原，换另一边练习。

功效：补养腿部肌肉，增强集中注意力的能力。

睡眠瑜伽作为一种促进睡眠的放松方法，是适用于大多数人的，尤其是工作繁忙、压力大、睡眠质量不好的都市白领，一定要花点时间来练习一会儿睡眠瑜伽，它可以放松身体，定神安心，保证睡眠。

结 语

经过了1年多的努力，此书终于成稿，我由衷地感到高兴。睡眠问题不是小事，它和人的健康、幸福感息息相关。

在30多年的临床与教学工作中，我最推崇的便是《黄帝内经》提出的"治未病"思想，《黄帝内经》中谈到"圣人不治已病治未病，不治已乱治未乱"，把养生防病放在了头等重要的位置。确实如此，古往今来，健康长寿是我们每一个人最美好的愿望。而要保持健康长寿，最重要的就是"未病先防"。

近年来，随着我们国家社会经济的快速发展，各种竞争不断加剧，人们的生活节奏加快，生活方式也发生了明显变化，睡眠日益成为人们的"生活奢侈品"。现在，失眠已经成为影响健康的重要问题，它不仅影响人的情绪，甚至能影响人的免疫系统，更重要的是，失眠往往是身体潜在疾病的外在表现形式之一。可以这样说，一个睡不好觉的人，肯定是健康有问题的人。失眠不痛不痒，却是世界上最痛苦的事情之一。

多年的医疗工作实践促使我在治疗失眠方面有较多的思考和总结，治疗失眠时我很注重阶梯疗法的运用。什么是阶梯疗法呢？我这里做一个简单明了的介绍，所谓的阶梯疗法主要是指对于失眠十分严重的患者，先从第四阶梯疗法入手，即先用西药控制，并配合第三阶梯的中药药物疗法，在此基础上逐渐减少西药用量，依靠中医辨证论治，直至停用西药，用中药巩固。再从第三阶梯的中药疗法逐步改为第二阶梯的非药物疗法，例如针灸、拔罐等。最后从第二阶梯的非药物疗法降到第一阶梯的认知行为疗法，该疗法也是我在治疗时贯穿始终的一种方法，将医逐步改为养，通过对日常生活的调摄实现睡眠的优质化。该治疗方式得到了广大患者的青睐。

很高兴主持编写《走出失眠——这样调理失眠更好》这本书，认真书写的过程中感触颇多，此书是结合了多年从医经验的一本科普读物，读起来轻松有趣，通俗易懂。本书从睡眠的基本知识着手，详细叙述了导致失眠的各种因素，并对失眠给出了详细的治疗和日常保健方法，内容详尽，贴合大众口味，希望对于那些饱受痛苦的失眠患者有所裨益。愿读者的感受能与我相同，并真诚地期望各位读者多提宝贵意见，以便我们不断改进。

贾跃进

2015 年 12 月